皇汉医学精华书系

脉学辑要

[日] 丹波元简◎著

翟文敏　边莉　田思胜◎校注

U0206101

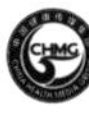

中国健康传媒集团
中国医药科技出版社

内容提要

《脉学辑要》作者丹波元简，成书于宽政七年（1795 年），全书分为上中下三卷。此次校注保留原作分卷，卷上总说阐述脉学理论，卷中引述二十八脉体象、主病，汇众说之精华，卷下列述妇人脉、小儿脉及诸怪脉。先列各医家原文，逐条注释，衡别是非，删繁就简，后附作者按语，简要切用，颇有价值。本书适用于中医药院校师生、中医药科研工作者及临床医师使用。

图书在版编目（CIP）数据

脉学辑要 /（日）丹波元简著；翟文敏，边莉，田思胜校注 . — 北京：中国医药科技出版社，2019.9

（皇汉医学精华书系）

ISBN 978-7-5214-1073-0

Ⅰ . ①脉… Ⅱ . ①丹… ②翟… ③边… ④田… Ⅲ . ①脉学 — 日本 Ⅳ . ① R241.1

中国版本图书馆 CIP 数据核字（2019）第 062719 号

美术编辑 陈君杞

版式设计 也 在

出版 **中国健康传媒集团** | 中国医药科技出版社

地址 北京市海淀区文慧园北路甲 22 号

邮编 100082

电话 发行：010 – 62227427 邮购：010 – 62236938

网址 www.cmstp.com

规格 710 × 1000mm 1/16

印张 4

字数 41 千字

版次 2019 年 9 月第 1 版

印次 2023 年 3 月第 2 次印刷

印刷 三河市百盛印装有限公司

经销 全国各地新华书店

书号 ISBN 978-7-5214-1073-0

定价 20.00 元

获取新书信息、投稿、为图书纠错，请扫码联系我们。

丛书编委会

前　　言

中医学博大精深，源远流长，不仅为中华民族的繁衍昌盛做出了巨大贡献，同时远播海外，对世界医学的发展影响极大。

中国与日本是一衣带水的邻邦，中医学对日本的影响尤其重大。早在秦朝中医药文化就已经传播到了日本，《后汉书》载徐福等上书言海中有三神山，于是秦始皇遣“福入海求仙”而达日本。相传徐福通医术，精采药和炼丹，被日本人尊为“司药神”。南北朝时期，吴人知聪携《明堂图》共一百六十四卷到日本，对日本汉方医学的发展产生了重要影响，之后出现了一些著名的医家和医著，形成了早期的汉方医学。隋唐时期，日本派往中国的遣隋使、遣唐使学习佛法、政治与文化，同时也把中国的中医药书籍如《四海类聚方》《诸病源候论》等带回了日本。日本大宝年间，天皇颁布“大宝令”，采纳唐制设置医事制度、医学教育、医官等，并将《针灸甲乙经》《脉经》《小品方》《集验方》《素问》《针经》《明堂》《脉诀》等列入医生学习必修书目，仿效中医。除此之外，还邀请中国高僧鉴真东渡日本，传律讲经，传授中医药知识和药材鉴别方法等。自此，日本朝野上下，重视中医，出现了许多以研究中医学而著称的学者。公元984年，日本医学界产生了一部极为重要的著作，即丹波康赖撰写的《医心方》，主要从我国中医经典医籍中摘要精华内容，经改编后用日文出版，成为中日医药交流一大成果，影响日本医学界近百年。金元时期，中国出现了金元四大家，形成了著名的学术流派，同样在日本也形成了三大流派。日本医家田代三喜留华12年，专攻李杲、丹溪之学，回国后成立了“丹溪学社”，奉丹溪翁为医中之圣，后传其学至弟子曲直濑道三，曲直濑道三以朱丹溪理论为核心，汇入个人经验形成独自的医学体系“后世派”。明代初期，《仲景全书》和宋版《伤寒论》在日本出版，引起了很大轰动，许多医家热衷研究和学习《伤寒论》，加之当时儒教盛行，国学复古思潮高涨，与此相应也出现了提倡医学应复归于古代中国医学根本的呼声。结合当时中国在中医研究方面注重《伤寒论》的情况，伊藤仁斋等认为《伤寒论》是医学的原点，主张复古，从张仲景《伤寒论》原点研究《伤寒论》，之后形成了以吉益东洞为代表的“古方派”。此时期，荷兰医学在日本开始盛行，采用汉方医学与荷兰医学折衷方法行医的医家逐渐增多，出现了《解体新书》等西洋医学与汉方医学结合的著作，形成了“折衷派”。

古方派重视中国古典医学著作如《黄帝内经》《神农本草经》《伤寒杂病论》，

其中尤为推崇张仲景所著的《伤寒论》与《金匮要略》，奉张仲景的著作为圭臬。主张医方亦应回归到医学的真正古典，亦即东汉时代《伤寒杂病论》为主的观点，树立以《伤寒论》为中心的医学体系作为目标，用《伤寒论》中的独自法则来解释《伤寒论》。认为《伤寒论》113 方中的绝大多数方剂适合于临床应用，其治疗理论应当分型证治，由此奠定了汉方医学重视实证治疗并崇尚古典经方应用的基础。

正是在这种风气下，吉益东洞从《伤寒论》原点出发，针对《伤寒论》和《金匮要略》中的方药设计了一套特定处方对应特定证候的“方证相对”医疗方案，并重新整理拆解《伤寒论》和《金匮要略》。选用二书 220 首方剂，采取“以类聚方”，重新编排，集原书各篇中方剂应用、辨证立法条文列于该方之后，后附作者的考证及按语，解释原文中症状特点和方证内涵，编写了《类聚方》一书。同时，他对《伤寒论》《金匮要略》中常用 54 种药物进行研究，每品分考征、互考、辨流、品考四项，“指仲景之证，以征其用；辨诸氏之说，以明其误”，主张“万病一毒”，认为用药治病是以毒攻毒，进而撰成《药征》一书。

清代乾嘉时期朴学兴起，考据之风盛行。此风传入日本后，各地文运大兴，风靡日本儒医两界。江户儒家山本北山、大田锦城、龟田鹏斋等建立了日本考证学派。作为山本北山学生的丹波元简与其子丹波元胤、丹波元坚，亦深受儒家思想的熏陶。在儒家重现实、重人文传统的影响下，丹波元简父子重视清儒与医家著作的研究。他们兼通医儒，上承家学，旁通中国经史小学，秉承清儒的治学态度，借鉴清儒的治学方法，参考和引用中国历代医家的研究成果，客观真实，撰成如《伤寒论辑义》《金匮玉函要略辑义》《脉学辑要》《素问识》《灵枢识》《医賸》《救急选方》《伤寒论述义》《金匮玉函要略述义》等著作，集众家之长于一炉，驳误纠讹，分明泾渭，发前人所未发。又参稽相关的医籍文献，持之以医理，征之以事实，旁征博引，穷源竟委，廓清了一批聚讼纷纭的问题。其严谨文献考证学态度，深受中日两国学界好评。

《皇汉医学精华书系》选取吉益东洞、丹波元简父子、汤本求真等古方派医家中的精华医著，进行校注整理，付梓刊印，以期为广大读者呈现日本古方派医家研究以《伤寒论》为代表的医著精华。

由于水平有限，虽几经努力，但选书校注等定会存在不足之处，恳请读者不吝赐教，批评指正。

田思胜

2019 年 8 月于山东中医药大学

校注说明

丹波元简，字廉夫，通称安长，号桂山、栎窗，生于宝历五年（1755年），殁于文化七年（1810年）。丹波氏原姓多纪，后赐姓丹波，世医之家。丹波元简自幼随父元德习医，后师事山本北山、井上金峨等。宽政二年（1790年）丹波元简受到松平定信赏识，于同年11月拔擢为奥医师，后晋升为侍医兼叙法眼。宽政三年（1791年）10月其父元德主持医学教馆跻寿馆，元简为跻寿馆助教，讲授《素问》等医籍，颇受好评。宽政十一年（1799年），元简被正式任命为将军家齐的侍医。丹波元简精于医学，并将考证方法运用于医学研究，所著甚丰，著有《素问识》《素问记闻》《难经疏证》《伤寒论辑义》《金匮玉函要略辑义》《脉学辑要》《观聚方要补》等著作，对中医典籍的传承起到了十分重要的作用，颇有学术价值。其子丹波元胤和丹波元坚亦得其心传，以医术名于世，出版多种医书。

《脉学辑要》分为上、中、下三卷，成书于宽政七年（1795年）。作者纂辑诸家脉学之精要，附录家传及个人心得编成此书。卷上总论阐述脉学理论；卷中引述二十八脉体象、主病，汇众说之精华；卷下列述妇人脉、小儿脉及诸怪脉。在对医学史上有关脉学的资料进行认真鉴别和整理的基础上，书中先列各医家原文，每条注文为作者对诸家之文细加钻研，附作者按语，论述精辟。是书纂辑诸家脉学之精义，并附录家传及个人心得，简要切用，颇有价值。《脉学辑要》所含内容，虽可谓述而不作，然其检选之功，亦非等闲之力。上至《难经》，下逮明清诸大家脉学，若王叔和《脉经》、孙思邈《千金翼》、陈无择《三因方》、滑伯仁《诊家枢要》、张景岳《脉神章》、何梦瑶《医碥》等，总结了宽政以前的脉学经验，对脉学发展做出了巨大贡献，创新和扩延了脉学理论，对于今天的中医学有一定的借鉴意义。亦不失为学习、研究脉学较为重要的参考书。

清代乾嘉时期朴学兴起，考据之风盛行。此风传入日本后，各地文运大兴，风靡日本儒医两界。江户儒家山本北山、大田锦城、龟田鹏斋等建立了日本考证学派，作为山本北山的学生丹波元简亦深受儒家思想的熏陶，在儒家重现实、重人文传统的影响下，丹波元简重视清儒与医家著作的研究，其兼通医儒，上承家学，旁通中国经史小学，秉承清儒的治学态度，借鉴清儒的治学方法，参考、引用中国历代医家的研究成果，研治古医籍力求客观现实，具有较多的科学精神与创造性。《脉学辑要》中广收王叔和、滑伯仁等医家的脉学论述，集众家之长于一炉，其对古今脉学绝不是不加分析的罗列，而是能驳误纠讹，分明泾渭，发前人所未发。如《脉学辑要·序》有言“已有此证，当诊其脉，以察其阴阳表里、虚实寒热，而为之处措，安可以万变之证预隶之于脉乎”，认为诊脉的目的在于辨证。元简娴熟运用中日两国的字书，又参稽相关的医籍文献材料，持之以医理，征之以事实，旁征博引，穷委源竟，廓清了一批聚讼纷纭的问题，或者为最终解决某些难题开辟了道路。

通过《中国中医古籍总目》《中国图书联合目录》等现有目录学著作、网络资源检索及国内各图书馆实地考察得知，《脉学辑要》版本众多，现存版本可分为以下几种。

1. 聿修堂本：①藏于中国中医科学院图书馆的日本宽政七年乙卯（1795 年）江户万笈堂刊本聿修堂藏板影印本；②藏于南京图书馆的清光绪十年甲申（1884 年）杨守敬据日本文化三年至天保十年刻本所撰的《聿修堂医学丛书》飞青阁藏板；③藏于南京中医药大学图书馆、山东中医药大学图书馆的 1935 年上海中医书局皇汉医学编译社《聿修堂医学丛书》铅印本。

2. 其他单行本：①藏于南京图书馆的清光绪十二年丙戌（1886 年）李氏芝轩校刊本；②藏于成都中医药大学图书馆的清光绪二十三年丁

酉（1897 年）成都尚古堂刻本；③藏于南京中医药大学图书馆的清光绪二十三年丁酉（1897 年）文芳堂藏板；④清光绪三十年甲辰（1904 年）文汇堂新刊本；⑤藏于北京中医药大学图书馆的清木刻本；⑥藏于辽宁省图书馆的民国上海纬文阁铅印本。

3. 其他丛书本：①藏于北京中医药大学图书馆的清光绪二十二年丙申（1896 年）上海图书集成印书局《三家诊法》铅印本；②藏于辽宁省图书馆的清光绪二十五年己亥（1899 年）至二十七年辛丑（1901 年）四川成都正字山房《中外医书八种合刻》刻本；③藏于北京中医药大学图书馆的 1916 年羊城医学研究所《羊城医学会辑》石印本；④藏于南京中医药大学的民国陈存仁编校上海世界书局 1936 年印行的《皇汉医学丛书》铅印本。

此次整理以《中外医书八种合刻》清光绪石印本为底本，以 1935 年上海中医书局皇汉医学编译社《聿修堂医学丛书》铅印本为主校本（简称铅印本），同时参考其他脉学著作进行整理。具体校注原则如下。

1. 采用简体横排版式，加现代标点。

2. 凡底本中的异体字、俗写字，或笔画差错避讳，或明显笔误，均径改作正体字，一般不出注。古字，改为通行简化字，不出校记。该书某些名词术语用字与今通行者或有不同，如“脏腑”作“藏府”等，今一律改作通行者，不另出注。

3. 原书中的小字注释，用小字示之；原书作者的按语，“案”“按”不分，今统一作“按”。

4. 对个别冷僻字词加以注音和解释。

5. 为方便阅读，将正文中书名简称与全称作对照，附于书末。

校注者

2019 年 5 月

序

夫判阴阳表里于点按，断寒热虚实于分寸，洵方技之切要，最所为难焉。故曰：脉者，医之大业也。今夫医士，孰不日诊百病，月处千方，而方其诊病者，讯其脉象如何？浮、沉、数、迟、大、小之外，鲜识别者，况于洪、大、软、弱、牢、革之差？茫不能答。或一状而众医异名，或殊形而混为同候，此其故何也。盖尝究之，从前脉书，叔和而降，支离散漫，殆无统纪。如元明数家，乃不过因循陈编，缀辑成语，一二稽驳伪诀之误也。寸关尺三部，配五脏六腑，《内经》仲景未有明文。仓公虽间及此，其言暧昧，特《十八难》所论三部九候，诚诊家之大经大法也。然迨[①]至叔和，始立左心、小肠、肝、胆、肾，右肺、大肠、脾、胃、命门之说。王太仆、杨玄操遂奉之以释经文。由此以还部位配当之论，各家异义。是非掊击，动辄累数百言，可谓蛋中寻骨矣。如其迟脉为腹痛、为呕吐，微脉为白带、为淋沥之类，靡不书而载，此皆不徒无益于诊法，抑乖理迷人之甚也！何则？已有此证，当诊其脉，以察其阴阳、表里、虚实、寒热而为之处措，安可以万变之证，预隶之于脉乎？呜呼！谬悠迂拘之说，未有能排斥而甄综者，宜世医之不讲斯学也。简不猜谫陋，窃原本圣贤之远旨，纂辑诸家之要言，家庭所受，肤见所得，系之于后，编为一书，名曰《脉学辑要》。首以总说，次以各脉形象，又次以妇人、小儿及怪脉，以昭于及门。芟套烂之芜，汇众说之粹，虽未能如秦医诊晋侯，淳于察才人，于心中指下之

① 迨：原作“殆”，据铅印本改。

玄理，或有攸发悟也。则判阴阳表里，断虚实寒热者，正在于斯耶。许参军有言曰：脉之候，幽而难明，心之所得，口不能述。其以难为易，固存乎其人哉。

宽政七年乙卯岁春正月二十有七日丹波元简书

目　录

卷　上

卷　中

卷 下

卷 上

总 说

朱奉议曰：凡初下指，先以中指端按得关位，掌后高骨为关，乃下前后二指，为三部脉。前指寸口也，后指尺部也。若人臂长，乃疏下指，臂短则密下指。《活人书》

汪石山曰：揣得高骨，压中指于高骨以定关位，然后下前后两指以取尺寸，不必拘一寸九分之说也。《脉诀刊误附录》

按： 二说原于《脉经·分别三关境界脉候篇》。

杨仁斋曰：凡三部之脉，大约一寸九分。人之长者仅加之，而中人以下多不及此分寸也。究其精微，关之部位，其肌肉隐隐而高，中取其关，而上下分之，则人虽长短不侔，而三部之分，亦随其长短而自定矣。是必先按寸口，次及于关，又次及尺。每部下指，初则浮按消息之，次则中按消息之，又次则沉按消息之[①]。浮以诊其腑，沉以诊其脏，中以诊其胃气，于是举指而上，复隐指而下，又复拶[②]相进退而消息之，心领意会，十得八九，然后三指齐按，候其前往后来、接续间断何如耳。《察脉真经》

徐春甫曰：脉有三部，曰寸，曰关，曰尺。寸部法天，关部法人，尺部法地。寸部候上，自胸心肺咽喉头目之有疾也；关部候中，

① 次则中按消息之，又次则沉按消息之：原作“又次则沉按消息之，次则沉按消息”，据铅印本改。

② 拶（zā 咂）：压紧。

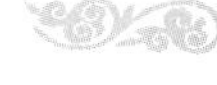

自胸膈以下至小腹之有疾也，脾胃肝胆皆在中也；尺部候下，自少腹腰肾膝胻足之有疾也，大肠小肠膀胱皆在下也。皆《内经》所谓上以候上，下以候下，而理势之所不容间也。其候岂不易验哉？《古今医统》

按：此《十八难》三部上、中、下诊候之法也。盖考《内经》有寸口、气口之名，而无寸关尺为三部之义。《难经》昉[①]立关尺之目，而无左右腑脏分配之说。其有左右腑脏分配之说，始于王叔和焉。《十八难》所谓三部四经，未必以左右定十二经之谓，只其言太简，不可解了。故左右部位挨配之说，诸家纷然。互为诋讼，要之凿空耳。三焦者，有名无状，所隶甚广，岂有以一寸部候之之理乎？小肠居下焦，假令与心为表里，岂有属诸寸位，候于上部之理乎？三部四经全可解了，其言如此，不可以为准也。《脉要精微论》尺内两旁季胁也一节，乃循尺肤之法。注家遂取《难经》寸关尺之部位，及三部四经之义，并用叔和左右分配之说以解释之，后贤奉为诊家之枢要，亦何不思之甚也？矧左为人迎，右为气口之类，率皆无稽之谈。不可凭也。详《伤寒论》言脉者，曰三部、曰寸口、曰关上、曰尺[②]中，曰尺寸、曰阴阳，未有言左右者，乃与《难经》三部上中下诊候之法符矣。夫仲景为医家万世之师表，孰不遵依其训乎？王叔和于《分别三关境界脉候篇》则云：寸主射上焦，出头及皮毛竟手；关主射中焦，腹及腰；尺主射下焦，少腹及足。此叔和别发一义者，乃《十八难》三部诊法，而仲景所主也。今诊病者，上部有疾，应见于寸口；中部有疾，应见于关上；下部有疾，应见于尺中。此其最的实明验者。春甫之言，信为不诬焉。鹤皋吴氏《脉语》亦揭此诊法云：正与《素问》以脉之上、中、下三部，诊人身之上、中、下三部，其理若合符节，然学者其可离经以徇俗乎哉？可以为知言而已。《难经》原文无左右字面，后人却添此二字立说，竟失古义矣。

---

① 昉（fǎng 仿）：起始。

② 尺：原作“寸”，据《伤寒杂病论·平脉法》改。

王士亨曰：说脉之法，其要有三。曰人迎，在结喉两旁，取之应指而动，此部法天也；二曰三部，谓寸、关、尺，在腕上侧，有骨稍高曰高骨。先以中指按骨，搭指面落处谓之关，前指为寸部，后指为尺部。尺寸以分阴阳，阳升阴降，通度由关以出入，故谓之关，此部法人；三曰趺阳，在足面系鞋之所，按之应指而动者是也，此部法地。三者皆气之出入要会，所以能决吉凶生死。凡三处大小迟速，相应齐等，则为无病之人。故曰人迎趺阳，三部不参，动数发息，不满五十，未知生死，所以三者，决死生之要也。《全生指迷方》

按：此三部诊法，本于仲景序语所立，为诊家之章程矣。尝验人迎脉恒大于两手寸口脉数倍，未见相应齐等者。何梦瑶曰：人迎脉恒大于两手寸脉，从无寸口反大于人迎者。是言信然。

滑伯仁曰：凡诊脉之道，先须调平自己气息，男左女右，先以中指定得关位，却齐下前后二指，初轻按以消息之，次中按消息之，然后自寸关至尺，逐部寻究，一呼一吸之间，要以脉行四至为率，闰以太息，脉五至为平脉也。其有太过不及则为病脉，看在何部，各以其脉断之。《诊家枢要》

又曰：三部之内，大小、浮沉、迟数同等，尺寸、阴阳、高下相符，男女左右强弱相应，四时之脉不相戾，命曰平人。其或一部之内，独大独小偏迟偏疾，左右强弱相反，四时男女之相背，皆病脉也。凡病之见在上曰上病，在下曰下病，左曰左病，右曰右病也。

又曰：持脉之要有三：曰举，曰按，曰寻。轻手循之曰举，重手取之曰按，不轻不重，委曲求之曰寻。初持脉，轻手候之，脉见皮肤之间者，阳也，腑也，亦心肺之应也。重手得之，脉附于肉下者，阴也，脏也，亦肝肾之应也。不轻不重，中而取之，其脉应于血肉之间者，阴阳相适，中和之应，脾胃之候也。若沉中沉之不见，则委曲而求之，若隐若见，则阴阳伏匿之脉也。三部皆然。

汪石山曰：按消息，谓详细审察也。推，谓以指那移于部之上下而诊之，以脉有长短之类也。又以指那移于部之内外而诊之，以脉有双弦单弦之类也。又以指推开其筋而诊之，以脉有沉伏止绝之类也。

按：《脉经》云：以意消息，进退举按之。《脉要精微》云，推而外之云云。石山释"消息"及"推"字者，本此也。

吴山甫云：东垣著《此事难知》，谓脉贵有神，有神者有力也。虽六数七极，三迟二败犹生。此得诊家精一之旨也，节庵辨伤寒脉法，以脉来有力为阳证，沉微无力为阴证，此发伤寒家之矇瞽[①]也。杜清碧《诊论》曰：浮而有力者为风，无力为虚；沉而有力为积，无力为气；迟而有力为痛，无力为冷；数而有力为热，无力为疮。各于其部见之。此得诊家之领要也。《脉语》

孙光裕曰：愚按有力，亦不足以状其神。夫所谓神，滋生胃气之神也。于浮沉迟数之中，有一段冲和气象[②]，不疾不徐，虽病无虞。以百病四时皆以胃气为本是也。蔡氏曰：凡脉，不大不小，不长不短，不浮不沉，不涩不滑，应手中和，意思欣欣，难以名状者，为胃气。《素问》曰得神者昌，失神者亡以此。《太初脉辨》

滑伯仁曰：察脉须识上、下、来、去、至、止六字。不明此六字，则阴阳虚实不别也。上者为阳，来者为阳，至者为阳，下者为阴，去者为阴，止者为阴也。上者，自尺部上于寸口，阳生于阴[③]也。下者，自寸口下于尺部，阴生于阳也。来者，自骨肉之分而出于皮肤之际，气之升也。去者，自皮肤之际而还于骨肉之分，气之降也。应曰至，息曰止也。

又曰：诊脉须要先识时脉、胃脉与腑脏平脉，然后及于病脉。时脉，谓春三月六部中带弦，夏三月俱带洪，秋三月俱带浮，冬三月俱带沉。胃脉，谓中按得之，脉和缓。腑脏平脉，心脉浮大而散，肺脉

---

① 瞽（gǔ 骨）：瞎。
② 气象：铅印本作"神气"。
③ 阴：原作"阳"，据《诊家枢要·诊脉之道》改。

浮涩而短，肝脉弦而长，脾脉缓而大，肾脉沉而软滑。凡人腑脏脉既平，胃脉和，又应时脉，乃无病者也，反此为病。脏腑部位滑氏原《五难》菽法为说，详见《枢要》，今不繁引。

按：腑脏脉平非指下可辨。盖胃者，五脏六腑之大源也，胃脉和平，正知脏腑之和平，即是应手中和者，不必逐部寻究也。

陈远公曰：看脉须看有神无神，实是秘决。而有神无神，何以别之？无论浮、沉、迟、数、滑、涩、大、小之各脉，按指之下若有条理先后，秩然不乱者，此有神之至也；若按指而充然有力者，此有神之次也；其余按指而微微鼓动者，亦谓有神；倘按之而散乱者，或有或无者，或来有力而去无力者，或轻按有而重按绝无者，或时而续时而断者，或欲续而不能，或欲接而不得，或沉细之中倏有依稀之状，或洪大之内忽有飘渺之形，皆是无神之脉。脉至无神即为可畏，当用大补之剂急救之，倘因循等待，必变为死脉，而后救之晚矣。《辨证录》

又曰：平脉者，言各脉之得其平也。如浮不甚浮，沉不甚沉，迟不甚迟，数不甚数耳。人现平脉多是胃气之全也。胃气无伤，又宁有疾病哉？此脉之所以贵得平耳。

王士亨曰：人生所禀，气血有变，故脉亦异常。有偏大偏小者，或一部之位无脉者，或转移在他处者，其形或如蛇行、雀啄、乱丝，如旋转于指下者，或有受气自然者，或有因惊恐大病忧恚[①]，精神离散，遂致转移而不守也，此阴阳变化不测，不可以理推，若不因是而得此脉者，非寿脉也。

祝茹穹曰：人一身以胃为主，一阳之气升于上，中实绯生物，其在脉中，难取形状，诊脉者指下按之浑浑缓缓，无形之可拟者，为平脉也。但觉有形，便是六淫阻滞，便是病脉耳。《心医集》

何梦瑶曰：四时之升降动静、发敛伸缩，相为对待者也。极于二

---

① 忧恚（huī 辉）：忧愁愤恨。

至，平于二分。故脉子月极沉，午月极浮，至卯酉而平。观经文谓秋脉中衡，又谓夏脉在肤，秋脉下肤，冬脉在骨，则秋之不当以浮可言而知也。特以肺位至高，其脉浮，秋金配肺，故亦言浮耳。夫秋初之脉，乃[①]带夏象，言浮犹可，若于酉戌之月仍求浮脉，不亦惑[②]乎？夫于春言长滑，则于秋言短涩可知；于冬言沉实，则于夏言浮虚可知。书不尽言，言不尽意，是在读者之领会耳。《医碥》

按：平脉不一，所谓不缓不急，不涩不滑，不长不短，不低不昂，不纵不横，此形象之平也。一息五至，息数之平也。弦、洪、毛、石四时之平也。而人之禀赋不同，脉亦不一其形，此乃禀赋之平也。吾家君有《平脉考》一书，尝详及此云。

董西园曰：脉者，血之府也。血充脉中，缘气流行，肢体百骸，无所不到，故为气血之先机，凭此可以察气血之盛衰。疾病未行，脉先昭著，故云先机。所谓脉者，即经脉也。若专以经为脉，则反遗言气血，但言血则遗气，但言气则遗血，故以脉明之。凡邪正虚实寒热，凭此可推而得焉。《医级》

又曰：瘦者肌肉薄，其脉轻手可得，应如浮状；肥者肌肉丰，其脉重按乃见，当如沉类，反者必病。浮、大、动、数、滑，阳也。人无疾病，六部见此，谓之六阳脉，非病脉也。其人禀气必厚，多阳少阴，病则多火。沉、弱、涩、弦、微，阴也。人无所苦，六部皆然，谓之六阴脉。其人禀气清平，多阴少阳，病则多寒。但六阴六阳之脉不多见，偏见而不全见者多有之。

吴幼清曰：五脏六腑之经，分布于手足，凡十二脉。鱼际下寸内九分，尺内七分者，手太阴肺经之一脉也。医者于左右寸关尺，辄名之曰：此心脉、此脾脉、此肝脉、此肾脉，非也。手三部皆肺脏，而分其部位以候他脏之气焉耳。其说见于《素问·脉要精微论》，而其

---

① 乃：《医碥·卷五》作“仍”。
② 惑：原作“或”，据《医碥·卷五》改。

所以然之故，则秦越人《八十一难》之首章发明至矣。是何也？脉者，血之流派，气使然也。肺居五脏之上，气所出入之门户也。脉行始肺终肝，而复会于肺，故其经穴名曰气口，而为脉之大会，一身之气，必于是占焉。《吴文定公集·赠邵志可序》

何梦瑶曰：脉之形体长而圆，如以水贯葱叶中，有长有短，有大有小，有虚有实，有缓有急。脉之行动，如以气鼓葱叶中之水，使之流动也，有浮有沉，有迟有数，有涩有滑。

柳贯曰：古以动数候脉，是吃紧语。须候五十动，乃知五脏缺失。今人指到腕骨，即云见了。夫五十动，岂弹指间事耶？故学者当诊脉问证，听声观色，斯备四诊而无失。《道传集》〇《濒湖脉学》引

汪石山曰：《脉经》云：浮为风、为虚、为气、为呕、为厥、为痞、为胀、为满不食、为热、为内结等类，所主不一，数十余病。假使诊得浮脉，彼将断其为何病耶？苟不兼之以望、闻、问，而欲的知其为何病？吾谓戛戛乎其难矣。古人以切居望、闻、问之后，则是望、闻、问之间，已得其病情，不过再诊其脉，看病应与不应也。若病与脉应，则吉而易医；脉与病反，则凶而难治。以脉参病，意盖如此。曷尝以诊脉知病为贵哉！夫《脉经》一书，拳拳示人以诊法，而开卷入首便言观形察色，彼此参伍，以决死生。可见望、闻、问、切，医之不可缺一也，岂得而偏废乎？

张景岳曰：脉者，血气之神，邪正之鉴也。有诸中必形诸外，故血气盛者脉必盛，血气衰者脉必衰，无病者脉必正，有病者脉必乖。矧人之疾病，无过表、里、寒、热[①]、虚、实，只此六字业已尽之。然六者之中又惟虚、实二字为最要。盖凡以表证、里证、寒证、热证，无不皆有虚实，既能知表里、寒热，而复能以虚实二字决之，则千病万病可以一贯矣。且治病之法，无逾攻补，用攻用补，无逾虚实，欲

---

① 寒、热：原脱，据《景岳全书·卷五·脉神章》补。

察虚实，无逾脉息。虽脉有二十四名，主病各异。然一脉能兼诸病，一病亦能兼诸脉。其中隐微，大有玄秘，正以诸脉中亦皆虚实之变耳。言脉至此，有神存矣。倘不知要，而泛焉求迹，则毫厘千里，必多迷误。故予特表此义。有如[①]洪涛巨浪中，则在乎牢执柁杆，而病值危难处，则在乎专辨虚实。虚实得真，则标本阴阳万无一失。其或脉有疑似，则必兼证兼理，以察其孰客孰主，孰缓孰急，能知本末先后，是即神之至也矣。《脉神章》

又曰：据脉法所言，凡浮为在表，沉为在里，数为多热，迟为多寒，弦强为实，微细为虚，是固然矣。然疑似中尤有真辨，此其关系非小，不可不察也。如浮虽属表，而凡阴虚血少，中气亏损者，必浮而无力，是浮不可以概言表。沉虽属里，而凡表邪初感之深者，寒束皮毛，脉不能达，亦必沉紧，是沉不可以概言里。数为热，而真热者未必数，凡虚损之证，阴阳俱困，气血张皇，虚甚者数必甚，是数不可以概言热。迟虽为寒，凡伤寒初退，余热未清，脉多迟滑，是迟不可以概言寒。弦强类实，而真阴胃气大亏，及阴阳关格等症，脉必豁大而弦健，是强不可以概言实。微细类虚，而凡痛极气闭，营卫壅滞不通者，脉必伏匿，是伏不可以概言虚。由此推之，则不止是也。凡诸脉中皆有疑似，皆有真辨，诊能及此，其必得鸢鱼之学者乎？不易言也。

又曰：治病之法，有当舍证从脉者，有当舍脉从证者，何也？盖证有真假，脉亦有真假。凡见脉证有不相合者，则必有一真一假隐乎其中矣。故有以阳证见阴脉者，有以[②]阴证见阳脉者，有以虚证见实脉者，有以实证见虚脉者，此阴彼阳，此虚彼实，将何从乎？病而遇此，最难下手，最易差错，不有真见，必致杀人。矧今人只知见在，不识隐微，凡遇证之实而脉之虚者，必直攻其证，而忘其脉之虚也。

---

① 如：原作“知”，据《景岳全书・卷五・脉神章》改。

② 有以：原无，据《景岳全书・卷五・脉神章》补。

或遇脉之弦大而证之虚者，亦必直攻其脉，而忘其证之无实也。此其故。正以似虚似实，疑本难明，当舍当从，孰知其要，医有迷途，莫此为甚。余尝[①]熟察之矣，大都证实脉虚者，必其证为假实也，脉实证虚者，必其脉为假实也。何以见之？如外虽烦热而脉见微弱者，必火虚也；腹虽胀满而脉见微弱者，必胃虚也。虚火、虚胀，其堪攻乎？此宜从脉[②]之虚，不从证[③]之实也。其有本无烦热而脉见洪数者，非火邪也；本无胀滞而脉见弦强者，非内实也。无热、无胀，其堪泻乎？此宜从证之虚，不从脉之实也。凡此之类，但言假实不言假虚，果何意也？盖实有假实，虚无假虚。假实者，病多变幻，此其所以有假也，假虚者，亏损既露，所以无假也。大凡脉症不合者，中必有奸，必先察其虚以求根本，庶乎无误。此诚不易之要法也。

又曰：真实假虚之候，非曰必无。如寒邪内伤，或食停气滞，而心腹急痛，以致脉道沉伏，或促，或结一证，此以邪闭经络而然。脉虽若虚，而必有痛胀等症可据者，是诚假虚之脉，本非虚也。又若四肢厥逆，或恶风怯寒，而脉见滑数一证，此由热极生寒，外虽若虚，而内有烦热、便结等症可据者，是诚假虚之病，本非虚也。大抵假虚之证，本此二条。若有是实脉而无是实证，即假实脉也；有是实证而无是实脉，即假实证也。知假知真，即知所从舍矣。

又曰：又有从脉从证之法，乃以病有轻重为言也。如病本轻浅别无危候者，因见在以治其标，自无不可，此从证也。若病关脏气，稍见疑难，则必须详辨虚实，凭脉下药，方为切当。所以轻者从证，十无[④]一二；重者从脉，十当八九。此脉之关系非浅也。虽曰脉有真假，而实由人见之不真耳，脉亦何从假哉？

陈士铎曰：脉有阴阳之不同，王叔和分七表八里，似乎切脉分

① 尝：原无，据《景岳全书·卷五·脉神章》补。
② 脉：原作“证”，据《景岳全书·卷五·脉神章》改。
③ 证：原作“脉”，据《景岳全书·卷五·脉神章》改。
④ 无：《景岳全书·卷五·脉神章》作“惟”。

明，不知无一脉无阴阳，非浮为阳而沉为阴，迟为阴而数为阳也。阴中有阳，阳中有阴，于中消息，全在临症时察之，必可意会，非笔墨能绘画耳。

董西园曰：浮为表证，法当表汗，此其常也，然亦有宜下者。仲景云：若脉浮大，心下硬，有热，属脏者，攻之，不令发汗者是也。脉沉属里，治宜从下，而亦有宜汗者。如少阴病始得之，反发热而脉沉者，麻黄附子细辛汤微汗之是也。脉促为阳盛，当用葛根芩连清之矣。若促而厥冷者，为虚脱，非灸非温不可，此又非促为阳盛之脉也。脉迟为寒，当用姜附温之矣。若阳明脉迟，不恶寒，身体濈濈汗出，则用大承气汤，此又非迟为阴寒之脉矣。四者皆从证不从脉也。至若从脉舍证之治，如表证宜汗，此常法也。仲景曰：病发热头痛而脉反沉，身体疼痛者，当先救里，用四逆汤。此从脉沉为治也此条若无头疼，乃可竟从里治，否则尚宜斟酌。里实用下，此常法也。如日晡发热者，属阳明，若脉浮虚者，宜发汗，用桂枝汤。此从脉浮为治也。结胸证具，自当以大小陷胸治之矣，若脉浮大者，不可陷，陷之则死。是宜从脉证而酌解之也。身疼痛者，当以桂枝发之，若尺中迟者，不可汗，以营血不足故也。是宜从脉，而调其营矣。此四者从脉不从证也。

朱丹溪曰：凡看脉如得恶脉，当覆手取，如与正取同，乃元气绝，必难治矣。如与正取不同，乃阴阳错综，未必死[①]。《丹溪纂要》

高武曰：人或有寸关尺三部脉不见，自列缺至阳溪脉见者，俗谓之反关脉，此经脉虚而络脉满。《千金翼》谓阳脉逆反，大于寸口三倍，叔和尚未之及而况高阳生哉。《针灸聚英》○按所引《千金翼》，今无考。虞天民曰：此地天交泰，生成无病之脉耳。学者可不晓欤？《医学正传》

张路玉曰：脉之反关者，皆由脉道阻碍，故易位而见，自不能条

① 死：原作“先”，据《丹溪心法·卷五》改。

畅如平常之脉也。有一手反关者，有两手反关者，有从关斜走至寸而反关者，有反于内侧，从[①]大陵而上者，有六部原如丝，而阳溪、列缺别有一脉大于正位者，亦有诸部皆细小不振，中有一粒如珠者，此经脉阻结于其处之状也。《诊宗三昧》

按：《至真要论》云：诸不应者，反其诊则见矣。王启玄注曰：不应者皆为脉沉，脉沉下者，仰手而沉，覆其手则沉为浮，细为大也。陶节庵云：病人若平素原无正取脉，须用覆手取之，脉必见也，此属反关脉，诊法与正取法同。若平素正取有脉，后因病诊之无脉者，亦当覆手取之，取之而脉出者，阴阳错乱也，宜和合阴阳。如覆取正取俱无脉者，必死矣。此为良法。王陶所说，今验之极如其言，脉伏甚者，亦当以此法诊得焉。

《医学纲目》载开宝寺僧，衣钵甚厚，常施惠于人。孙兆重之，与往还。一日谓孙曰：某有一事，于翁约赏罚为戏可否？孙曰：如何为赏罚？僧曰：若诊吾脉，若知某病，赏三十千为一筵，若不中，罚十千归小僧。孙曰：诺。与之诊左手无脉，右手有脉，遂寻左手之脉，乃转左臂上，动摇如常。孙曰：此异脉也，医书不载。脉行常道，岂有移易之理？往昔少年为惊扑震动心神，脉脱旧道，乍移臂外，复遇惊扑，不能再归，年岁长大，血气已定，不能复移，目下无病耳。僧曰：某襁褓而扑背几死，固宜脉失所，某亦平生无病，亦不曾诊脉，闻公神医，试验之，果神医也。〇按：此疑因惊扑为反关之脉者，世亦间有焉，姑附于斯。

董西园曰：老者气血已衰，脉已衰弱，过旺则病。若脉盛而不躁，健饭如常，此禀之厚，寿之征也。若强而躁疾，则为孤阳。少壮者脉宜充实，弱则多病，谓其气血日盈之年，而得此不足故也。若脉体小而和缓，三部相等，此禀之静养之定也。惟细而劲急者，则为不

① 从：《诊宗三昧》作“近”。

吉。故执脉审症者，一成之矩也；随人变通者，圆机之义也。肥盛之人，气盛于外，而肌肉丰厚，其脉多洪而沉；瘦小之人，气急于中，肌肉浅薄，其脉多数而浮。酒后之脉必数，食后之脉常洪，远行之脉必疾，久饥之脉必空，孩提襁褓脉数为常也。

叶文龄曰：《脉经》云：性急人脉躁，性缓人脉静。夫脉乃气血之运，而行于呼吸者也。血禀偏胜必多缓，阴之静也；气禀偏胜必多急，阳之躁也。以此只可论人之气血孰为不足，不可以性情而谓躁静者也。《医学统旨》

陈无择曰：《经》云：常以平旦阴气未动，阳气未散，饮食未进，经脉未盛，络脉调匀，乃可诊有过之脉。或有作为。当停宁食顷，俟定[①]乃诊。师亦如之。释曰：停宁俟定，即不拘于平旦。况仓卒病生，岂待平旦？学者知之。《三因方》

徐春甫曰：无脉之候，所因不一。久病无脉，气绝者死；暴病无脉，气郁可治。伤寒痛风，痰积经闭，忧惊折伤，关格吐利，气运不应，斯皆勿忌。

沈朗仲曰：久病服药后，六脉俱和，偶一日诊，或数，或细，或虚弱，或变怪异常，即当细问起居之故。或因一夜不睡而变者，或因劳役恼怒，或因感冒风寒，各随其所感而治之。《病机汇编》

---

① 俟（sì似）定：等到安定下来。

卷 中

浮

《十八难》曰：浮者[①]脉在肉上行也。

滑伯仁曰：浮，不沉也，按之不足，轻举有余，满指浮上，曰浮。《诊家枢要》

张介宾曰：大都浮而有力有神者，为阳有余。阳有余，则火必随之，或痰见于中，或气壅于上，可类推也。浮而无力空豁者，为阴不足。阴不足则水亏之候，或血不营心，或精不化气，中虚可知也。若以此等为表证，则害莫大矣。其有浮大弦硬之极，甚至四倍以上者，《内经》谓之关格，此非有神之谓，乃真阴虚极，而阳亢无根，大凶之兆也。

张路玉曰：浮脉者，下指即显浮象，按之稍减而不空，举之泛泛而流利，不似虚脉之按之不振，芤脉之寻之中空，濡脉之绵软无力也。浮为经络肌表之应，良由邪袭三阳经中，鼓搏脉气于外，所以应指浮满也。故凡浮脉主病，皆属于表。但须指下有力，即属有余客邪，其太阳本经风寒营卫之辨，全以浮缓、浮紧分别而为处治。其有寸关俱浮，尺中迟弱者，营气不足，血少之故。见太阳一经，咸以浮为本脉，一部不逮，虚实悬殊。亦有六脉浮迟而表热里寒，下利清谷者，虽始病有热，可验太阳。其治与少阴之虚阳发露不异。凡病久而

① 浮者：原无，据《十八难》补。

脉反浮者，此中气亏乏，不能内守也。若浮而按之渐衰，不能无假象之[①]见之虞。又杂症之脉浮者，皆为风象。如类中风痱之脉浮，喘咳痞满之脉浮，烦瞑衄血之脉浮，风水皮水之脉浮，消瘅便血之脉浮，泄泻脓血之脉浮，如上种种，或与证相符，或与证[②]乖互，咸可治疗。虽《内经》有肠澼下白沫，脉沉则生，脉浮则死之例，然初起多有浮脉，可用升散而愈。当知阴病见阳脉者生，非若沉细虚微[③]之反见狂妄躁渴，难于图治。《医通》

芤

王士亨曰：芤脉之状，如浮而大，于指面之下中断。

张三锡曰：芤，草名，其叶类葱而中空，指下浮大而无力者是也。亡血阴虚、阳气浮散之象也。血为气配，阴血既伤，阳无所附，故有此脉。诸失血过多及产后多见。《四诊法》

刘三点曰：芤，浮而无力。《理玄秘要》

张介宾曰：浮大中空，按如葱管。芤为孤阳脱阴之候，为失血脱血，为气无所归，为阳无所附。芤虽阳脉，而阳实无根，总属大虚之候。

按： 芤脉考古今诸说，大抵有三义。有谓浮大而软，按之成两条，中间空者，王叔和、崔嘉彦所说是也。有谓浮沉有力，中取无力者，李士材、张路玉所说是也。有谓浮而按之无力者，王士亨、张三锡所说是也。《内经》无芤脉，考诸仲景书曰：脉弦而大，弦则为减，大则为芤。减则为寒，芤则为虚。又曰：脉浮而紧，按之反芤，此为本虚。又曰：脉浮而芤，浮为阳，芤为阴。又曰：趺阳脉浮而芤，浮

---

① 之：《诊宗三昧・师传》作“发”。
② 证：原脱，据《诊宗三昧・师传》补。
③ 微：原作“卫”，据《诊宗三昧・师传》改。

者卫气衰，芤者营气伤，此皆浮而无根之谓，而非谓他之体状也。浮沉有而中取无者。董西园、黄韫兮尝辨无其脉，极是矣。其按之中央空为两条者，即是双弦之脉，于常患瘕聚人间见之耳。《巢源·积聚侯》诊得心脉沉而芤，时上下无常处，此盖以中央空而两边有为义者。周礼《医圣阶梯》云：先君菊谭[①]翁尝曰：吾老医也，从来不见芤脉，此盖眩于诸家谬说，而不求诸古经也。

滑

孙思邈曰：按之如动珠子，名曰滑。滑，阳也。《千金翼》

滑伯仁曰：滑，不涩也，往来流利，如盘走珠。

张介宾曰：往来流利，如盘走珠。凡洪大芤实之属，皆其类也。介气实血壅之候，为痰逆，为食滞，为呕吐，为满闷。滑大、滑数为内热，上为心肺头目咽喉之热，下为小肠膀胱二便之热。妇人脉滑数而经断者，为有孕。若平人脉滑而和缓，此自荣卫充实之佳兆。若过于滑大，则为邪热之病。又凡病虚损者，多有弦滑之脉，此阴虚然也。泻利者，亦多弦滑之脉，此脾肾受伤也，不得通以火论。

按：《伤寒论》以滑为热实之脉，曰：脉反滑，当有所去，下之乃愈。曰：脉滑而疾者，小承气汤主之。曰：脉浮滑，此表有热里有寒。曰：脉滑而厥者，里有热也。曰：脉滑而数者，有宿食也。此皆为阳盛热实之候。然虚家有反见滑脉者，乃是元气外泄之候。学者可不细心体认哉。

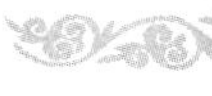

① 谭：铅印本作“潭”。

洪

严三点曰：洪如春潮之初至，按之惛惛然。《脉法微旨》○按：字书惛，懰同，怨也，于义难吐[①]，当是溜溜之讹。

吴山甫曰：洪犹洪水之洪，脉来大而鼓也。若不鼓，则脉形虽阔大，不足以言洪。若江河之大，若无波涛汹涌，不得谓之洪。

张介宾曰：洪，大而实也。举按皆有余。洪脉为阳，凡浮芤实大之属，皆其类也。为血气燔灼大热之候。浮洪为表热，沉洪为里热，此阳实阴虚，气实血虚之候。若洪大至极，甚至四倍以上者，是即阴阳离绝，关格之脉也，不可治。

张路玉曰：洪脉者，既大且数，指下累累如连珠，如循琅玕[②]，不似实脉之举按逼逼，滑脉之软滑流利也。洪为火气燔灼之候。仲景有服桂枝汤，大汗出，大烦渴不解，脉洪，为温病，又屡下而热势不解，脉洪不减，谓之坏病，多不可救。洪为阳气满溢，阴气垂绝之脉。故蔼蔼如车盖者，为阳结。脉浮而洪，身汗如油，为肺绝。即杂病脉洪，皆火气亢盛之兆。若病后久虚，虚劳失血，泄泻脱元而见洪盛之脉，尤非所宜。惟惛浊下贱，脉多洪实，又不当以实热论也。

董西园曰：洪，火象也。其形盛而且大，象夏之旺气，火脉也。若以浮大有力为洪脉[③]，则沉而盛大者将非洪脉乎？故脉见盛大，即当以洪脉论也。

按：滑氏以来，以钩、洪为一脉。予谓洪以广而言，钩以来去而言，虽俱属于夏脉，不能无异，当考《素》《难》之文。张路玉特有

---

① 吐：铅印本作“叶”。
② 琅玕（láng gān 郎干）：象珠子的美石。
③ 浮大有力为洪脉：原作“洪大有力为浮脉”，据《医级·脉诀卷之十》改。

“洪钩似同，而实不类”之说，而其言含糊不明。又按《脉经》一说，并孙思邈及近代何梦瑶辈，皆以浮大为洪脉，故董氏辨之是也。

数附疾

王叔和曰：数脉，去来促急。一曰一息六七至。一曰数者，进之名。

吴山甫曰：数，医者一呼一吸，病者脉来六至曰数。若七至、八至则又数也。九至、十至、十一至、十二至，则数之极也。七至曰甚，八至已为难治，九至以上皆为不[①]治。若婴儿纯阳之气，则七至八至又其常也，不在大人之例。

徐春甫曰：沉数有力，实火内灼；沉数无力，虚劳为恶[②]；杂病初逢，多宜补药；病退数存，未足为乐；数退证危，真元以脱；数按不鼓，虚寒相搏；微数禁灸，洪数为火，数候多凶，匀健尤可。

张介宾曰：五至六至以上，凡急疾紧促之属，皆其类也。为寒热，为虚劳，为外邪，为痈疡。滑数、洪数者，多热；涩数、细数者，多寒；暴数者，多外邪；久数者，必虚损。数脉有阴有阳，今后世相传，皆以数为热脉，及详考《内经》则但曰：诸急者多寒，缓者多热，滑者阳气盛，微有热，曰粗大者，阴不足，阳有余，为热中也，曰缓而滑者，曰热中。舍此之外，则并无以数言热者。而迟冷数热之说，乃始自《难经》，云数则为热，迟则为寒。今举世所宗，皆此说也，不知数热之说，大有谬误，何以见之？盖自余历验以来，凡见内热伏火等证，脉反不数，而惟洪滑有力，如经文所言者是也。

薛慎齐曰：人知数为热，不知沉细中见数为寒甚，真阴寒证，脉常有一息七八至者，但按之无力而数耳。宜深察之。《伤寒后条辨》

汪石山曰：大凡病见数脉，多难治疗，病久脉数，尤非所宜。《医按》

① 不：原作“难”，据铅印本改。
② 恶：原作“志”，据《古今医统大全·卷之四·内经脉候》改。

萧万兴曰：数按[1]不鼓，则为虚寒相搏之脉；数大而虚，则为精血销竭之脉；细疾如数，阴躁似阳之候也；沉弦细数，虚劳垂死之期也。盖数本属热，而真阴亏损之脉，亦必急数。然愈数则愈虚，愈虚则愈数，此而一差，生死反掌。《轩岐救正论》

张路玉曰：数脉者，呼吸定息六至以上，而应指急数，不似滑脉之往来流利，动脉之厥厥摇动，疾脉之过于急疾也。数为阳盛阴亏，热邪流薄于经络之象，所以脉道数盛。火性善动而躁急。故伤寒以烦躁脉数者为传，脉静者为不传，有火无火之分也。人见脉数，悉以为热，不知亦有胃虚及阴盛拒阳者，若数而浮大，按之无力，寸口脉细数者，虚也。

疾

滑伯仁曰：疾，盛也。快于数而疾，呼吸之间脉七至，热极之脉也。

李士材曰：六至以上，脉有两种，或名曰疾，或名曰极，总是急速之形。数之极也，是惟伤寒热极及劳瘵虚惫人方见此脉。阴髓下竭，阳光上亢，有日无月。可与之决死[2]期矣。必至喘促声嘶，仅呼吸于胸中数寸之间，而不[3]能达于根蒂。真阴极于下，孤阳亢于上，而气之短已极矣。一息八至之候，则气已欲脱，而犹冀以草木生之，何怪其不相及。《诊家正眼》

张路玉曰：疾脉有阴阳寒热真假之异，如疾而按之益坚，乃亢阳无制，真阴垂绝之候。若疾而按之不鼓，又为阴邪暴虚，虚阳发露之征。尝考先辈治按。有伤寒面赤目赤，烦渴引食[4]而不能咽，东垣以

① 按：原作"案"，据《轩岐救正论·卷二》改。
② 死：《诊家正眼·下卷·疾脉》作"短"。
③ 不：原脱，据《诊家正眼·下卷·疾脉》补。
④ 食：《诊宗三昧·师传》作"饮"。

姜附人参汗之而愈。又伤寒蓄热内盛，阳厥极深，脉疾至七八至以上，人皆误认阴毒，守真以黄连解毒治之而安。斯皆证治之明验也。惟疾而不躁，按之稍缓，方为热证之正脉，脉法所谓疾而洪大苦烦满，疾而沉细腹中痛。疾而不大不小，虽困可治，其有大小者，难治也。至若脉至如喘，脉至如数，得之暴厥暴惊者。待其气复自平。迨夫脉至浮[①]合，一息十至以上。较之六数七疾八极更甚。得非虚阳外骛之兆乎。

按：疾者，乃数之甚也，故《脉经》《脉诀》并不别举之。吴山甫曰：疾即数也，所谓躁者，亦疾也。所谓快者亦疾也。考《伤寒论》：脉若静者，为不传；脉数急者，为传。躁乃静之反，云躁亦疾也者，固是也。《千金方》论脚气云：浮大而紧快，最恶脉也。或沉细而快者同是恶脉也。今验之病者，脚气恶证，脉多数疾，而来去甚锐。盖是快之象，则似不可直以快为疾也。

促

高阳生曰：促者速也，迫也，近也，阳也。指下寻之极[②]数，并居寸口，曰促。渐加即死，渐退即生。《脉诀》

杨仁斋曰：促者，阳也。贯珠而上，促于寸口，出于鱼际，寻之数急，时似止而复来。

王士亨曰：促脉之状，自尺上下寸口，促急有来无去，此荣卫无度数，阴气促阳也。

黄星阳曰：促者，促于寸口，出于鱼际，寻之数急，似止而复来。《济世丹砂》

方龙潭曰：夫促脉者，脉之疾促，并居寸口之谓也。盖促者，数

① 浮：原作“夫”，据《诊宗三昧·师传》改。
② 极：原作“即”，据铅印本改。

之胜，数者，促之源。先数而后促，此至数之极也。《脉经》曰：六至为数。数者，即热证。转数转热，即此谓也。《脉经直指》

按：辨脉法，并王氏《脉经》，以促为数中一止之脉也，非也。《素问·平人气象论》曰：寸口脉，中手促上击《甲乙经》击字作数者，曰肩背痛。此促，急促之义。故《脉诀》为并居寸口之谓。今详促无歇止之义，《脉诀》为得矣。仲景论促脉四条，曰：伤寒脉促，手足厥逆者，可灸之。此盖虚阳上奔，脉促于寸部也。曰：太阳病，下之后，脉促胸满者，桂枝去芍药汤主之。若微恶寒者，去芍药加附子汤主之。曰：太阳病，桂枝证，医反下之，利遂不止，脉促者，表未解，喘而汗出者，葛根黄连黄芩汤主之。钱天来《伤寒溯源集》曰：脉促者，非脉来数，时一至复来之数也。即急促，亦可谓之促也。曰：太阳病，下之其脉促，不结胸者，此为欲解也。胸满也，喘而汗出也，结胸也，皆为邪盛于上部，故脉急促于寸口者，非数中一止之义也明矣。后汉荀悦《申鉴》云：气长者以关息，气短者，其息稍升，其脉稍促，其神稍越。此乃为数促于寸口之义，虽非医家之言，亦可以为左证矣。

周寅卿《医说会编》云：罗谦甫治赤马刺，食炙兔内伤。视其脉，气口大二倍于人迎，关脉尤有力，乃用备急丸、大①黄、巴豆之剂，及无忧散。上吐下利，始平复。按：出《卫生宝鉴》。项彦章治食马肉，服大黄、巴豆，病转剧，其脉促，宜引之上达，次复利之，以彻余垢而出。按：出《医史》。所谓上部有脉，下部无②脉，其人当吐者是也。夫伤物一也，而治之不同，药之有异何哉。由乎脉之异而已。天下之医，治病有不由脉，以有限之药，应无穷之病者，吾不知其何谓也。举此一端，以证其弊，学医君子，其不可不尽心焉。

吴山甫曰：上鱼者，上于鱼际也。世人常有此脉，不可一例论

---

① 大：原作“太”，误。
② 无：原作“有”，据《难经》改。

也。有两手上鱼者，有一手上鱼者。若平人神色充实而有此脉者，此天禀之厚，元气充满，上溢于鱼也，其人必寿。若人素无此脉，一旦上鱼者，此病脉也。《难经》云：遂上鱼为溢。《脉经》云：脉出鱼际，逆气喘急。《史记》济北王侍人韩女得此脉之类是。

按：上鱼，乃是并居寸口之甚者，故附于此。

弦

王叔和曰：弦脉，如张弓弦。出《脉经》注

严三点曰：弦，如筝弦，长过指而有力。

王文洁曰：弦，一条而来，按之不移，举之应手端直弦，曰弦。《脉诀图注评林》

李中梓曰：《素问》云：端直以长《玉机真脏》。叔和云：如张弓弦。巢氏云：按之不移，绰绰如按琴瑟弦。同父云：从中直过，挺然指下。诸家之论弦脉，可谓深切著明矣。

高鼓峰曰：弦如弓弦之弦，按之勒指。胃气将绝，五脏无土[①]，木[②]气太甚，即真脏脉，凡病脉见之即凶。《己任编》

吴山甫曰：双弦者，脉来如引二线也，为肝实，为痛。若单弦，只一线耳。

徐忠可曰：有一手两条脉，亦曰双弦，此乃元气不壮之人，往往多见此脉，亦属虚。适患概温补中气，兼化痰，应手而愈。《金匮要略论注》

黄韫兮曰：《脉经》谓弦脉举之无有。按：疟脉有浮弦者，未尝举之有无也。经曰：疟皆生于风。惟生于风，故其脉浮弦，且头疼如破也，即《脉经》《伤寒》条中，亦有阳明中风脉弦浮之语，则所谓

① 土：原作“上”，据《四明心法》改。
② 木：原作“本”，据《四明心法》改。

弦脉举之无有，疑其误也。《脉确》

按：弦脉大要有三：有邪在少阳者疟邪亦在少阳，故《金匮》云疟脉自弦；有血气收敛，筋脉拘急者腹痛、胁痛，痃气疝瘕，故多兼见弦脉；有胃气衰败，木邪乘土者虚劳多见弦细数是。《辨脉》弦为阴，《脉诀》弦为阳，并非也。又按：张路玉曰：寸弦尺弦，以证病气之升沉。夫弦可亘三部而诊得之，岂有寸弦而关尺见他脉，尺弦而寸关见他脉之理乎？故今不取也。

紧

王叔和曰：紧脉，数如切绳状。一曰如转索之无常。按：一曰见《辨脉法》。

按：紧之一脉，古今脉书无得其要领者，皆谓与弦相似。予家君曾曰：《素问》、仲景所谓紧脉，必非如诸家所说也。盖紧即不散也。谓其广有界限，而脉与肉划然分明也。寒主收引，脉道为之紧束，而不敢开散涣漫，故伤寒见此脉也。乃不似弦脉之弦亘三关，端直挺长也。矧于数脉之呼吸六七至，无仿佛也，如转索，如切绳。戴氏辈虽巧作之解，而不知转索、切绳，原是谬说。按《金匮》曰：脉紧如转索无常者，有宿食也。《脉经》作左右无常。此谓其脉紧，而且左右久[①]矫，如转索无常者，有宿食之候也。非谓紧脉，即其状如转索无常也。叔和乃误读此条，于《辨脉法》则云：脉紧者，如转索无常也。亦何不思之甚也，而更又生一说。于《脉经》则云：数如切绳状，去紧之义益远矣。后世诸家，率祖述叔和，故尽不可从也。呜呼，紧脉之义，从前模糊，幸赖家君之剖析，得阐发古贤之本旨，孰不遵守乎哉。《伤寒例》云脉至如转索者，其日死。紧脉，岂尽死脉乎？

---

① 久：铅印本作“夭”。

按：孙光裕曰：经文未曾言紧，《内经》曰急，未有紧脉之名。此失考耳。《平人气象论》云：盛而紧，曰胀。《示从容论》：切脉浮大而紧[①]。又《灵枢·禁服篇》：紧为痛痹。且急有二义，有弦急，有数急，皆与紧脉不相干焉。

沉

王叔和曰：沉脉，举之不足，按之有余。一曰重按之乃得。

王士亨曰：沉脉之状，取之于肌肉之下得之。

黎民寿曰：沉者，阴气厥逆，阳气不舒之候。沉与浮对，浮以阳邪所胜，血气发越而在外，故为阳主表。沉以阴邪所胜，血气困滞不振，故为阴主里。《决脉精要》

吴绶曰：沉诊法，重手按至筋骨之上而切之，以察里证之虚实也。若沉微、沉细、沉迟、沉伏，无力为无神，为阴盛而阳微，急宜生脉回阳也。若沉疾、沉滑、沉实，皆有力，为热实，为有神，为阳盛而阴微，急宜养阴以退阳也。大抵沉诊之法最为紧关之要，以决阴阳冷热、用药生死，在于毫发之间，不可不仔细而谨察之。凡脉中有力为有神，为之可治；脉中无力为无神，为难治。《伤寒蕴要》

张介宾曰：沉虽属里，然必察其有力无力，以辨虚实。沉而实者，多滞多气，故曰下手脉沉，便知是气停积。滞者，宜消宜攻。沉而虚者，因阳不达，因气不舒。阳虚气陷者，宜温宜补。其有寒邪外感，阳为阴蔽，脉见沉紧而数，及有头疼身热等证者，正属邪表，不得以沉为里也。

萧万兴曰：每见表邪初感之际，风寒外束，经络壅盛，脉必先见沉紧，或伏或止，是不得以阳证阴脉为惑，惟亟投以清表之剂，则应

---

① 浮大而紧：原作“大浮而紧”，据铅印本改。

手汗泄而解矣。此沉脉之疑似，不可以不辨也。

何梦瑶曰：浮沉有得于禀赋者。趾高气扬之辈脉多浮，镇静沉潜之士脉多沉也又肥[①]人多沉，瘦人多浮。有变于时令者，春夏气升而脉[②]浮，秋冬气降而脉沉也。其因病而致者，则病在上人身之上部也、在表、在腑者，其脉浮上、表、腑，皆属阳，浮脉亦属阳，阳病见阳脉也。在下、在里、在脏者，其脉沉也。

伏

《十八难》曰：伏者，脉行筋下也。

王叔和曰：伏脉，极重指按之，著骨乃得。

戴同父曰：伏脉，初下指轻按不见，次寻之中部又不见，次重手极按又无其象，直待以指推其筋于外而诊乃见。盖脉行筋下也，若如常诊，不推筋以求，则无所见。昧者以为脉绝也。芤脉因按而知，伏脉因推而得，伏与沉相似，沉者重按乃得，伏者重按亦不得，必推筋乃见也。若重按不得，推筋著骨全无，则脉绝无而非伏矣。《脉诀刊误》

张介宾曰：如有如无，附骨乃见，此阴阳潜伏，阻隔闭塞之候。或火闭而伏，或寒闭而伏，或气闭而伏。为痛极，为霍乱，为疝瘕，为闭结，为气逆，为食滞，为忿怒，为厥逆水气。伏脉之体虽细微，亦必隐隐有力。凡伏脉之见，虽与沉微细脱者相类，而实有不同也。盖脉之伏者，以其本有如无，而一时隐蔽不见耳。此有胸腹痛剧而伏者；有气逆于经，脉道不行[③]而伏者；有偶因气脱，不相接续而伏者。然此必暴病暴逆者乃有之，调其气而脉自复矣。若此数种之外，其有

---

① 肥：原作“浮”，据《医编·卷五》改。
② 脉：原作“多”，据《医编·卷五》改。
③ 行：《景岳全书·卷五·脉神章》作“通”。

积困延绵，脉本细微，而渐至隐伏者，此自残烬将绝之兆，安得尚有所伏？

吴又可《温疫论》云：温疫得里证，神色不败，言动自如，别无怪证，忽然六脉如丝，微细而软，甚至于无，或两手俱无，或一手先伏，察其人不应有此脉，今有此脉者，缘应下失下，内结壅闭，营气逆于内，不能达于四末，此脉厥也。亦多有过用黄连、石膏诸寒之剂强遏其热，致邪愈结，脉愈不行，医见脉微欲绝，以为阳症得阴脉，为不治，委而弃之，以此误人甚众。若更用人参、生脉散辈，祸不旋踵，宜承气缓缓下之，六脉自复。

革

徐春甫曰：革为皮革，浮弦大虚，如按鼓皮，内虚外急。

李东璧曰：诸家脉书，皆以为牢脉，故或有革无牢，有牢无革，混淆不辨，不知革浮牢沉，革虚牢实，形证皆异也。《濒湖脉学》

何梦瑶曰：弦大迟而浮虚者，为革。如按鼓皮，内虚空而外绷急也。

按：仲景曰：脉弦而大，弦则为减，大则为芤，减则为寒，芤则为虚，虚寒相搏，此名为革。妇人则半产漏下，男子则亡血失精。因此观之，时珍辨诸家之误为得矣。王士亨曰：革脉如涌泉，谓出而不返也。此原《脉要精微》，浑浑革至之革为义，恐与此不相干焉。

牢

孙思邈曰：牢脉，按之实强，其脉有似沉伏，名曰牢。牢，阳也《千金翼》。按：《千金方》牢作革，误也。

杨玄操曰：按之但觉坚极，曰牢。《难经注》

沈氏曰：似沉似伏，牢之位也，实大弦长，牢之体也。《濒湖脉学》

李中梓曰：牢在沉分，大而弦[①]实，浮中二候，了不可得。按：牢有二义，坚固牢实之义，又深居在内之义也。故树以根深为牢，盖深入于下者也。监狱以禁囚为牢，深藏于内者也。伏脉虽重按之亦不可见，必推筋至骨，乃见其形。而牢脉既实大弦长，才重按之，便满指有力矣。

张路玉曰：叔微云，牢则病气牢固，在虚证绝无此脉，惟风痉拘急，寒疝暴逆，坚积内伏，乃有此脉。固垒在前，攻守非细，设更加之以食填中土，大气不得流转，变故在于须臾。大抵牢为坚积内著，胃气竭绝，故诸家以为危殆之象云。

按：革者，浮坚无根之极；牢者，沉坚有根之极。当以此辨之。

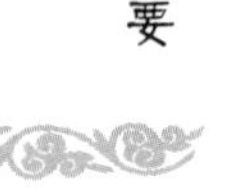

实

王叔和曰：实脉，大而长，微强。按之隐指愊愊然。一曰浮沉皆得。按：愊愊，《诀脉精要》作幅幅。注云广以若布帛修饰其边幅也。东璧云幅幅，坚实貌。

黎民寿曰：脉之来，举指有余，按之不乏，浮中沉皆有力而言之也。

吴山甫曰：实，中取之，沉取之，脉来皆有力，曰实。实而静，三部相得，曰气血有余；实而燥，三部不相得，曰里有邪也。

滑伯仁曰：实，不虚也。按举不绝，迢迢而长，动而有力，不疾不迟，为三焦气满之候，为呕，为痛[②]，为气塞，为气聚，为食积，为利，为伏阳在内。

---

① 弦：原作“玄”。据铅印本改。

② 痛：原作“塞”，据《诊家枢要》改。

何梦瑶曰：结实之谓实，如按猪筋，又如葱中水充实。

张介宾曰：实脉有真假。真实者易知，假实者易误。故必问其所因，而兼察形证[①]，必得其神，方是高手。

张路玉曰：消瘅鼓胀，坚积等病，皆以脉实为可治。若泄而脱血，及新产骤虚，久病虚羸，而得实大之脉，良不易治也。

陈远公曰：实脉，不独按指有力，且不可止抑之状，非正气之有余，乃邪气之有余也。邪气之有余，自然壅阻正气矣。

微

王叔和曰：微脉，极细而软，或欲绝，若有若无。一曰小也。一曰按之如欲尽。

严三点曰：微，如蜘蛛之度微丝，按之无力而动摇。

滑伯仁曰：微，不显也，依稀轻细，若有若无，为气血俱虚之候。

李东璧曰：轻诊即见，重按如欲绝者，微也。仲景曰：脉瞥瞥如羹上肥按：肥，谓羹面肥珠。瞥瞥然，光彩不定者也者，阳气微，萦萦如蚕丝细按：《伤寒论》作蜘蛛丝者，阴气衰。长病得之死，卒病得之生。

李士材曰：算数者以十微为一忽，十忽为一丝，十丝为一毫。

张路玉曰：微脉者，似有若无，欲绝非绝，而按之稍有模糊之状，不似弱脉之小弱分明，细脉之纤细有力也。

何梦瑶曰：古以微属浮，细属沉，分微为阳衰，细为血少。本集各脉，皆直指本义，故以细甚无力为微。

董西园曰：微为气血不足之象，以指按之，似有如无，衰败之况也。凡脉之不甚鼓指，脉体损小者，即是微脉。若至有无之间，模糊

① 证：原作“註”，误。

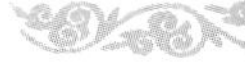

影响，证已败矣，虚极之脉也。

涩

王叔和曰：涩脉，细而迟，往来难且散，或一止复来。

王太仆曰：涩者，往来时不利，而蹇涩也。《脉要精微论》注

玄白子曰：参伍不调，名曰涩，如雨沾沙，短且难。《相类脉诀》

戴同父曰：脉来蹇涩，细而迟，不能流利圆滑者，涩也，与滑相反。如刀刮竹，竹皮涩，又为竹刀刮而竹涩，遇节则倒退。涩脉，往来难之意。如雨沾沙，沙者不聚之物，雨虽沾之，其体亦细而散，有涩脉往来散之意。或一止复来，因是涩不流利之止，与结、促、代之止不同。

周礼曰：涩，不滑也。虚细而迟，如雨沾沙，若六七只针，一宗戳上来也。滑为血有余，涩为气独滞也。滑、涩者，以往来察其形状之难也。《医圣阶梯》

何梦瑶曰：涩，糙涩也，与滑相反，往来粘滞者是。

张景岳曰：往来艰涩，动不流利，为血气俱虚之候。凡脉见涩滞者，多由七情不遂，营卫耗伤，血无以充，气无以畅。其在上则有上焦之不舒，在下则有下焦之不运，在表则有筋骨之疲[①]劳，在里则有精神之短少。凡此总属阳虚，诸家言气多血少，岂以[②]脉之不利，犹有气多者乎？

张路玉曰：涩脉，良由津血亏少，不能濡润经络，所以涩涩不调。故经有脉涩曰痹《平人气象》，寸口诸涩亡血，涩则心痛《脉要精微》，尺热脉涩为解㑊《平人气象》，种种皆阴血消亡，阳气有余，而为身热无汗之病。亦有痰食胶固中外，脉道阻滞，而见涩数模糊者，阴

① 疲：原作“瘦”，据《景岳全书·卷五·脉神章》改。
② 以：原无，据《景岳全书·卷五·脉神章》补。

受水谷之害也。

按：《脉要精微》云：滑者，阴气有余也；涩者，阳气有余也。故后世诸家，类为气多血少之脉，而景岳辨之详矣。路玉亦云：食痰胶固中外，脉道阻滞。今验不啻食痰为然，又有七情郁结，及疝瘕癖气，滞碍隧道而脉涩者，宜甄别脉力之有无，以定其虚实耳。又按：涩脉，古无一止之说，叔和则云：或一止尔。后世诸家，多宗其说，而明清诸家，有不及止之义者。盖叔和下或字，则涩之止，不必定然。然涩之极，或有一止者，则其言不止，亦不可必也。

吴又可《瘟疫论》云：张昆源之室，年六旬，得滞下后重窘急，日三四十度，脉常歇止。诸医以为雀啄脉，必死之候，咸不用药。延余诊视，其脉参伍不调，或二动一止，或三动一止而复来，此涩脉也。年高血弱，下利脓血，六脉结涩，固非所能任。询其饮食不减，形色不变，声音烈烈，言语如常，非危证也。遂用芍药汤加大黄三钱，大下纯脓成块者两碗许，自觉舒快，脉气渐续，而利亦止。数年后，又得伤风咳嗽，痰涎涌甚，诊之又得前脉。与杏桔汤二剂，嗽止脉调。凡病善作此脉，大抵治病，务以形、色、脉、证参考，庶不失其大段，方可定其凶吉也。刘松峰《瘟疫论类编》云：涩[1]脉，不过不流利，非有歇止。此说欠妥。又云，如此说来，是结脉，近于代脉之象，岂可以涩脉当之？涩脉原无[2]歇止，与滑字相对。按：松峰盖不读《脉经》，故云涩脉无歇止。

细一曰小

王叔和曰：细脉，小大于微。常有，但细耳。沈际飞本《脉经》，但作直，非。

① 涩：原脱，据铅印本补。
② 无：原作“非”，据后文改。

吴山甫曰：小脉，形减于常脉一倍曰小。《脉经》首论脉形二十四种，有细而无小。今之小，其即古之细乎？

李东璧曰：《素问》谓之小。王启玄言如莠蓬见《脉要精微》注，状其柔细也。《脉诀》主往来极微。是微反大于细矣，与《经》相背。《脉经》曰：细为血气稍衰，有此证则顺，否则逆。故吐衄得细沉者生，忧劳过度者脉亦细。

李中梓曰：细之为义，小也。微脉则模糊而难见，细脉则显明而易见，故细比于微稍稍较大也。

何梦瑶曰：小与大相反，一名细。细甚无力名微。大小有得于禀赋者，世所谓六阳六阴也。生成脉大者，名六阳脉；脉小[①]者，名六阴脉。有随时令变异者，时当生长则脉大，当收敛则脉小也。有因病而变异者，邪有余则脉大邪气壅满，正不足则脉小也血气衰少。

张路玉曰：细为阳气衰弱之候。伤寒以尺寸俱沉细为太阴，为少阴。《内经》如细则少气，脉来细而附骨者，积也。尺寒脉细谓之后泄，头痛脉细而缓为中湿。种种皆阴邪之证验。但以兼浮、兼沉、在尺、在寸，分别而为裁决。

按：《灵》《素》、仲景，细小互称，至滑氏始分为二。小，不大也。细，微眇也。遂以细为微。凡《脉诀》以降，细微混同者，皆不可凭也。

软即濡，又作耎、輭，施政卿云：《集韵》，软、濡同呼同用

王叔和曰：软脉，极软而浮[②]细一曰按之无有，举之有余。一曰小而软。软，一作濡。曰濡者，如帛衣在水中，轻手相得。

刘复真曰：濡，迟而全无力。又曰：濡，揍指边还怯怯。《理玄

① 脉小：原作“少”，据《医碥·卷五》改。

② 浮：原作“沉”，据《脉经》改。

秘要》

滑伯仁曰：濡，无力也。虚软无力，应手细散，如绵絮之浮水中，轻手乍来重手[①]却去。

李东璧曰：如水上浮沤，重手按之，随手而没之象。又曰：浮细如绵曰濡，沉细如绵曰弱，浮而极细如绝曰微，沉而极细不断[②]曰细。

李士材曰：濡脉之浮软，与虚脉相类，但虚脉形大，而濡脉形小也。濡脉之细小，与弱脉相类，但弱在沉分，而濡在浮分也。濡脉之无根，与散脉相类。但散脉从浮大，而渐至于沉绝；濡脉从浮小，而渐至于不见也。从大而至无者，为全凶之象；从小而至无者，为吉凶相半也。浮生气分，浮举之而可得，气犹未败；沉主血分，沉按之而全无，血已伤残。在久病老年之人见之，尚未至于必绝，为其脉与证合也。若平人及少壮暴病见之，名为无根脉，去死不远矣。

弱

王叔和曰：弱脉，极软而沉细，按之欲绝指下。

戴同父曰：极软而沉细，如绝指下，扶持不起，不能起伏，不任寻按，大体与濡相类。濡，细软而浮，弱脉则细软而沉，以此别之。病后见此脉为顺，平人、强人见之为损为危。

滑伯仁曰：弱，不盛也。极沉细而软，怏怏不前，按之欲绝未绝，举之即无黎居士云：怏，怼也，情不满足也。

李东璧曰：弱，乃濡之沉者。《脉诀》言轻手乃得，黎氏[③]譬如浮沤，皆是濡脉，非弱也。《素问》曰：脉弱以滑，是有胃气；脉弱以涩，是谓久病。病后老人见之顺，平人少年见之逆。

---

① 手：原无，据《诊家枢要》补。
② 沉而极细不断：原作“沉而极细，极细不断”，据《濒湖脉学》改。
③ 氏：原作“民”，误。

虚

王叔和曰：虚脉，迟大而软，按之不足，隐指豁豁然空。

周正伦曰：虚，不实也。无力为虚，按至骨无脉者，谓之无力也。《医圣阶梯》

张介宾曰：虚脉，正气虚也，无力也，无神也，有阴有阳。浮而无力为血虚，沉而无力为气虚，数而无力为阴虚，迟而无力为阳[①]虚。虽曰微、濡、迟、涩之属，皆为虚类，然而无论诸脉，但见指下无神[②]，总是虚脉。《内经》曰：按之不鼓，诸阳皆然，即此谓也。故凡洪大无神者，即阴虚也；细小无神者，即阳虚也。

何梦瑶曰：虚，不实也。虚甚则中空，名芤。虚实亦有得于生成者，肉坚实者脉多实，虚软者脉多虚也。亦有变于时令者，春、夏发泄，虽大而有虚象；秋、冬敛藏，虽小而有实形也。若因病而异，则大而实不特壅满，而且积实[③]，小而[④]虚者不特衰小，而且空虚，可验正邪之主病俱盛邪盛，俱衰邪衰；大而虚气有余血不足，如葱中少水，俱吹之使胀也，小而[⑤]实者血能充而气衰不鼓，可验阴阳之偏枯。

按：黄韫兮曰：《濒湖》引《内经》云，气来虚微为不及，病在内。愚按：虚脉浮大无力，微脉浮细无力，大中不能见细，则虚不可兼言微矣。今考《内经》，谓气来不实而微，为不及。不实者，细无力之谓也，故可言微。《濒湖》硬以不实改作虚字，误。是说似是而实非也。虚乃脉无力之统名，不必浮大无力之谓也。

---

① 阳：原作“阴”，据《景岳全书·卷五·脉神章》改。
② 神：原脱，据《景岳全书·卷五·脉神章》补。
③ 实：原作“食”，据《医碥·卷五》改。
④ 而：原作“不”，据《医碥·卷五》改。
⑤ 而：原作“不”，据《医碥·卷五》改。

散

崔紫虚曰：涣漫不收[1]，其脉为散。《四言举要》

戴同父曰：散，不聚之名。仲景曰：伤寒咳逆上气，其脉散者，死也。《难经》曰：浮而大散者，心也。最畏散脉独见，独见则危矣。

滑伯仁曰：散，不聚也。有阳无阴，按之满指，散而不聚，来去不明，漫无根柢，为气血耗散，腑脏气绝，主虚阳不敛。

何梦瑶曰：大而盛于浮分，名洪；大而散漫渗开，脉与肉无界限，名散。脉形本圆敛，今散漫不收，盖虚甚而四散者也。

按：何氏又解秋脉，其气来毛而中央坚，两旁虚，曰虚散也，惟两旁散，而中央不散也。余尝见真元不足，肝木有余者，其脉中央一线紧细，而两旁散漫，病属不治，亦不可不知也，因附似于此。

缓

孙思邈曰：按之依依，名曰缓。

王太仆曰：缓者，谓缓纵之状，非动之迟缓也。《平人气象论》注

吴山甫曰：缓状，如琴弦久失更张，纵而不整，曰缓。与迟不同，迟以数言，缓以形言，其别相远矣。按：王叔和曰缓脉去来亦迟，小快于迟，故吴氏有此言焉。若脉来不浮不沉，中取之，从容和缓者，脾之正脉也。浮而缓，曰卫气伤；沉而缓，曰荣气弱。诸部见缓脉，皆曰不足，谓其不鼓也。

张介宾曰：缓脉，有阴有阳，其义有三。凡从容和缓，浮沉得中者，此自平人之正脉。若缓而滑大者，多实热，如《内经》所言者是

---

① 收：原作“散”，据铅印本改。

也。缓而迟细者，多虚寒，即诸家所言者是也。然实热者必缓大有力，多为烦热，为口臭，为腹满，为痈疡，为二便不利。或伤寒、温疟初愈，而余热未清者，多有此脉。若虚寒者，必缓而迟细，为阳虚，为畏寒，为气怯，为疼痛，为眩晕，为痹弱，为痿厥，为怔忡健忘，为饮食不化，为鹜溏飧泄，为精寒肾冷，为小便频数，女人为经迟血少，为失血下血。凡诸疮毒外证，及中风产后，但得脉缓者，皆易愈。

按：缓者，弛也，不急也。吴氏以琴弦为喻，为是矣。仲景曰：寸口脉缓而迟，缓则阳气长。又曰：趺阳脉迟而缓，胃气如经也。乃知缓与迟，其别果相远矣。

迟

王叔和曰：迟脉，呼吸三至，去来极迟。

滑伯仁曰：迟，不及也。以至数言之，呼吸之间脉仅三至，减于平脉一至也。为阴盛阳亏之候，为寒，为不足。

吴山甫曰：迟，医者一呼一吸，病者脉来三至曰迟。二至、一至则又迟也。若二呼二吸一至，则迟之极矣，阴脉也。为阳虚，为寒。观其迟甚微甚[①]，而寒为之浅深，微则可治，甚则难生，乍迟乍数曰虚火。

张路玉曰：迟脉者，呼吸定息不及四至，而举按皆迟。迟为阳气失职，胸中大气不能敷布之候，故昔人咸以隶之虚寒。浮迟为表寒，沉迟为里寒，迟涩为血病，迟滑为气病，此论固是，然多有热邪内结，寒气外郁而见气口迟滑作胀者，讵可以脉迟概为之寒，而不究其滑涩之象、虚实之异哉？详仲景有阳明病，脉迟，微恶寒而汗出多者，为表未解，脉迟头眩腹满者，不可下。有阳明病脉迟有力，汗出

① 迟甚微甚：铅印本作“迟之微甚”。

不恶寒，身重喘满，潮热便硬，手足濈然汗出者，为外欲解，可攻其里。又太阳病脉浮，因误下而变迟，膈内拒痛者，为结胸。若此皆热邪内结之明验也。

董西园曰：脉之至也，由乎气之缓急，故必以息候之。一呼一吸为一息，一息中得四至之半，乃为和平[①]之脉。若一息三至，气行也缓，阴之象也。一息六[②]至，气行也疾，阳之象也。

按： 程[③]应旄曰：迟脉亦有邪聚热结，腹满胃实[④]，阻住经隧而成者，又不可不知出《阳明病篇注》。今验有癥瘕痃气壅遏隧道，而见迟脉者，是杂病，亦不可以迟概而为寒也。〇又按：人身盖一脉也，故其见于三部，虽有形之小大浮沉不同，然至数之徐疾，必无有异，验诸病者为然矣。而仲景书或云尺中迟，或云关上数，后世脉书亦云寸迟为某病，尺迟主何证之类，比比皆然，此予所未尝亲见，窃疑理之所必无也。附记以俟明者。

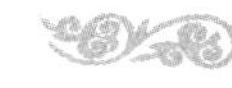

结

《十八难》曰：结者，脉来去时一止，无常数，名曰结也。

孙思邈曰：脉来动而中止，按之小数，中能还者，举指[⑤]则动，名曰结。

王士亨曰：结脉之状，大小不定，往来不拘数至，时一止。主气结不流行，腹中癥癖，气块成形。或因大病后，亡津液、亡血；或惊恐神散，而精不收；或梦漏亡精，又多虑而心气耗也。若无是因，则其人寿不过一二年。

---

① 平：原脱，据《医级·脉诀卷之十》补。
② 六：原作“三”，据《医级·脉诀卷之十》改。
③ 程：原作“和”，误，据铅印本改。
④ 实：原作“寒”，据铅印本改。
⑤ 指：原作“之”，据铅印本改。

方龙潭曰：结者，气血之结滞也。至来不匀，随气有阻，连续而止，暂忽而歇[1]，故曰结。又谓三动一止，或五七动一止，或十动、二十动一止，亦曰歇。此歇者，不匀之歇至也。其病不死，但清痰理气自可。

钱天来曰：结者，邪结也。脉来停止暂歇之名，犹绳之有结也。凡物之贯于绳上者，遇结必碍，虽流走之甚者，亦必稍有逗[2]遛，乃得过也。此因气虚血涩，邪气间隔于经脉之间耳。虚衰则气力短浅，间隔则经络阻碍，故不得快于流行而止歇也。《伤寒溯源集》

张介宾曰：脉来忽止，止而复起，总谓之结。旧以数来一止为促，促者为热，为阳极；缓来一止为结，结者为寒，为阴极。然以予之验，则促类数也，未必热[3]；结类缓也，未必寒。但见中止者，总是结脉。多由血气渐衰，精力不继，所以断而复续，续而复断。常见久病者多有之，虚劳者多有之，或误用攻击消伐者亦有之。但缓而结者为阳虚，数而结者为阴虚。缓者犹可，数者更剧。此可以结之微甚，察元气之消长，最显最切者也。至如留滞积郁等病，本亦此脉之证应，然必其形强气实，而举按有力，此多因郁滞者也。又有无病而一生脉结者，此其素禀之异常，无足怪也。舍此之外，凡病有不退而渐见脉结者，此必气血衰残，首尾不继[4]之候，速宜培本，不得妄认为留滞。

张路玉曰：结为阴邪固结之象[5]。越人云：结甚则积甚，结微则气微。言结而少力[6]，为正气本衰，虽有积聚，脉结亦不甚也。而仲景有伤寒汗下不解，脉结代，心动悸者；有太阳病，身黄，脉沉结，少

---

① 歇：原脱，据铅印本补。
② 逗：原作"逼"，据铅印本改。
③ 热：原作"结"，据《景岳全书·卷五·脉神章》改。
④ 继：原作"断"，据《景岳全书·卷五·脉神章》改。
⑤ 固结之象：原脱，据《诊宗三昧·师传》补。
⑥ 而少力：原脱，据《诊宗三昧·师传》补。

腹硬满，小便不利，为无血者。一为津衰邪结，一为热结膀胱，皆虚中夹邪之候。凡寒饮、死血、吐利、腹痛、癫痫、虫积等气郁不调之病，多有结脉。曾见二三十至内，有一至接续不上，每次皆然，而指下虚微[①]，不似结脉之状，此元气骤脱之故，峻用温补自复。如补益不应，终见危殆。

按：结脉始出于《灵枢·终始》篇，及《十八难》，而《辨脉法》以缓来一止为结，以数来一止为促，乃与仲景本论之旨左矣详见促脉。况缓、数对言，此乃以缓为迟者，尤属谬误。张景岳单以结脉为遏[②]止之总称，盖有所见于此也。予前年治一贾人瘟疫，其脉时止，其子寻病，亦脉结[③]，因试连诊其三子，并与父兄一般。此类尽有之，景岳素禀之说，亦不复诬也。

代

王叔和曰：代脉，来数中止，不能自还，因而复动，脉结者生，代者死。

杨仁斋曰：代者阴也，动中有止，不能自还，因而复动，由是复止，寻之良久乃起，如更代之代。

楼全善曰：自还者，动而中止复来，数于前动也。不能自还者，动而中止，复来如前，动同而不数也。《医学纲目》

李士材曰：代者，禅代之义也。如四时之禅代，不愆其期也。结、促之止，止无常数，代脉之止，止有常数。结、促之止，一止即来，代脉之止，良久方至。《内经》以代脉之见为脏气衰微，脾气脱绝之诊也。惟伤寒心悸，怀胎三月，或七情太过，或跌仆重伤，及风

---

① 微：原脱，据《诊宗三昧·师传》补。

② 遏：疑误，当作“歇”。

③ 结：原作“络”，误，据铅印本改。

家痛家，俱不忌代脉，未可断其必死。

钱天来曰：代，替代也。气血虚惫，真气衰微，力不支给，如欲求代也。止而未即复动，若有不复再动之状，故谓之不能自还。又略久复动，故曰因而复动。

张景岳曰：代，更代之义。谓于平脉之中而忽见软弱，或乍数乍疏，或断而复起，均名为代。而代本不一，各有深义。如五十动而不一代者，乃至数之代，即《根结篇》所云者是也。若脉本平[①]匀，而忽强忽弱者，乃形体之代[②]，即《平人气象论》所云者是也。又若脾主四季而随时更代者，乃气候之代，即《宣明五气》等篇所云者是也此言脏气之常候，非谓代为止也。凡脉无定候，更变不常，则均谓之代，但当各因其变而察其情，庶得其妙。

按：代脉诸说不一，然景岳所论尤为允当矣。《史记·仓公》云：不平而代。又云：代者，时参击，乍疏乍大也。张守节《正义》云：动不定曰代。可以确其说也。盖动而中止，不能自还，因而复动者，乃至数之更变，而仲景、叔和所云者，即代脉中之一端也。若其为止有常数者，似泥于经文焉。李士材曰：善化令黄柱岩心疼夺食，脉三动一止，良久不能还。施笠泽云：五脏之气不至，法当旦夕死。余曰：古人谓痛甚者，脉多代，少得代脉者死，老得代脉者生。今柱岩春秋高矣，而胸腹负痛，虽有代脉，安足虑乎？果越两旬而柱岩起矣。予家君近治一老人癥块发动，引左胁而痛，绵连不已，药食呕变，其脉紧细而迟，左脉渐渐微小，遂绝止者，二三十动许，覆手诊之亦然，又渐渐出如故者良久，又绝止如前，用附子建中汤加吴茱萸，视疗十余日，病渐全而脉复常。是代之最甚者，正见李氏之言信然矣。又按《伤寒论·不可下》篇云：伤寒脉阴阳俱紧，恶寒发热，则脉欲厥。厥者，脉初来大，渐渐小，更来渐渐大，是其

① 若脉本平：原脱，据铅印本补。
② 代：原作“状”，据铅印本改。

候也。又王海藏《阴证略例》云：秦二好服天生茶及冷物，积而痼寒，脉非浮非沉，上下内外举按极有力，坚而不柔，触指突出肤表，往来不可以至数名，纵横不可以巨细状，此阴证鼓击脉也。一身游行之火萃于胸中，寒气逼之，搏大有力，与真武、四逆等药佐以芍药、茴香，酒糊丸，使不佳僭上，每百丸昼夜相接，八九服，凡至半斤，作汗而愈，亦世罕有也。以上据景岳言，皆代之属也，故举似于此。

杨玄操云：《难经》言止，《灵枢》言代。按止者，按之觉于指下而中止，名止。代者，还尺中，停久方来，名曰代也。其止、代虽两经不同，据其脉状亦不殊别。

董西园曰：脉因动静而变，故安卧远行，脉形有别，无足怪也。若顷刻之动静，不必远行，即转身起坐，五七步间，其脉即见数疾，坐诊之顷，随即平静，即换诊举手，平疾必形，一动一静，无不变更。此种脉候，非五尸祟气之相干，多真元内虚之明验，惟其内气无[①]主，脏气不治，而后经脉之气瞬息变更，将见厥晕僵仆之候，故此种脉情，恒有伏风内舍，经络痹留，或火动于中，或饮发于内者，动则气役于邪，而脉随气变也。此皆因邪之善行数变，以致鼓水扬燃，又为虚中挟实[②]之候，当求其因而调之，庶可转危为安。按：脉之变动，亦代之类也。故附于此。

动

王叔和曰：动脉，见于关上，无头尾，大如豆，厥厥然动摇《伤寒论》云：阴阳相搏，名曰动。阳动则汗出，阴动则发热，形冷恶寒，数脉见于关上，上下无头尾，如豆大，厥厥动摇者，名曰动。

---

① 无：原作“不”，据《医级·脉诀卷之十》改。
② 实：原本作“食”，误，据《医级·脉诀卷之十》改。

王士亨曰：动脉之状，鼓动而暴于指下不常，气血相乘，搏击而动也。

何梦瑶曰：数而跳突，名动，乃跳动之意，大惊多见此脉。盖惊则心胸跳突，故脉亦应之而跳突也。仲景曰：数脉见于关观若字，则关是偶举可知，非动脉止见于关也，上下无头尾状其圆而突耳，非真上不至寸，下不至尺也，如豆大，厥厥动摇者，名曰动。

黄韫兮曰：仲景《伤寒论》云数脉见于关上，上下无头尾，如豆大，厥厥动摇者，名曰动。愚按两上字，其一乃后人误添者，当是数脉见于关上下。经曰：女子手少阴脉动甚者，妊子也。手少阴属心，是寸有动脉矣。王叔和著《脉经》，不知两上字，其一乃衍字，因曰动脉见于关上，遂令后之论脉者，皆曰动脉只见于关，与经不合矣。

张路玉曰：动为阴阳相搏之脉。阳动则汗出，阴动则发热。然多有阴虚发热之脉，动于尺内；阳虚自汗之脉，动于寸口者。所谓虚者则动，邪之所凑，其气必虚。《金匮》云有脉动而弱，动则为惊，弱则为悸，因其虚，而旺气乘之也。

按[①]**：**《脉诀》论动脉，含糊谬妄，时珍已辨之，然犹言止见于关，尔后诸家亦多依之。至何梦瑶、黄韫兮，初就若之一字为之解释，极为明备，可谓千古卓见矣。

长

高阳生曰：长者，阳也。指下寻之，三关如持竿之状，举之有余曰长，过于本位亦曰长。

王士亨曰：长脉之状，指下有余，如操带物之长。禀赋气强胜血

① 按：本段原书脱，据铅印本补。

而气拥，其人寿；若加大而数，为阳盛内热，当利三焦。

李东璧曰：长脉，不大不小，迢迢自若朱氏。如循长竿末梢，为平；如引绳，如循长竿，为病《素问》。实、牢、弦、紧，皆兼长脉。

李士材曰：迢迢首尾俱端，直上直下，如循长竿。长之为义，首尾相称，往来端直也。长而和缓，即合春生之气，而为健旺之征。长而硬满，即为火亢之形，而为疾病之应也。

何梦瑶曰：长，溢出三指之外。按寸口之脉，由胸中行至大指端，非有断截，本无长短可言。然脉体有现、有不现。不现者，按之止见其动于三指之内；现者，见其长出于三指之外，则长、短宜分矣。高鼓峰云有形体之长，有往来之长。往来之长，谓来有余韵也。按：高说甚善。长、短本言形体，而凡脉之以神气悠长为贵者，固可因此说而想见其状矣。

张路玉曰：《伤寒》以尺、寸俱长，为阳明受病。《内经》又以长则气治，为胃家之平脉。若长而浮盛，又为经邪方盛之兆[①]，亦有病邪向愈而脉长者。仲景云：太阴中风，四肢烦疼，阳脉微，阴脉涩而长者，为欲愈。又有阴气不充，而脉反上盛者，经言寸口脉中手长者，曰足胫痛，是也。

短

高阳生曰：短者，阴也。指下寻之，不及本位，曰短。

滑伯仁曰：短，不长也。两头无，中间有，不及本位，气不足以前导其血也。为阴中伏阳，为三焦气壅，为宿食不消。

孙光裕曰：凡诊当细认，不可视其短缩为不足，不可断其短小为虚弱。但阴中伏阳，不能舒畅，有短小之象，不能接续，有累累之状，曰短。

① 兆：从“长高阳生日”至“又为经邪方盛之”，原书脱，据铅印本补。

张路玉曰：尺寸俱短，而不及本位，不似小脉之三部皆小弱不振，伏脉之一部独伏匿不前也。经云：短则气病，良由胃气厄塞，不能条畅百脉，或因痰气食积，阻碍气道，所以脉见短涩促结之状。亦有阳气不充而脉短者，经谓寸口手中脉短者[①]，曰头痛是也。仲景云：汗多，重发汗，亡阳谵语，脉短者死，脉自和者不死。戴同父曰：短脉，只当责之于尺寸。若关中见短，是上不通寸为阳绝[②]，下不通尺为阴绝矣。曷知关部从无见短之理？昔人有以六部分隶而言者按：李士材[③]辈是，失短脉之义。

何梦瑶曰：歉于三指之中为短。长、短有得于禀赋者，筋现者脉恒长，筋不现者脉恒短也。有随时令变异者，则春脉长而秋脉短也。有因病而变异者，则邪气长而脉长，正气短而脉短也。

按：《千金方》论脚气曰：心下急，气喘不停，或自汗数出，或乍寒乍热，其脉促短而数，呕吐不止者，死。盖促短而数者，验之病者，其脉之来去，如催促之，短缩而数疾。此毒气冲心，脉道窘迫之所致，乃为死证。是短脉之最可怖者，故附于此。

① 手中脉短者：《诊宗三昧·师传》作“脉中手短者”。
② 绝：原作“纯”，误，据《诊宗三昧·师传》改。
③ 李士材：原作“李材材材”，误，据铅印本改。

卷　下

妇　人

孙思邈曰：凡妇人脉，常欲濡弱于丈夫。

张路玉曰：古人虽有女子右脉常盛，及女脉在关下之说，要非定论。其病惟经候胎产，异于男子，他无所殊也。

按：何梦瑶曰：古谓男脉左大于右，女脉右大于左，验之不然。盖人之右手比左手略大，脉亦应之，而右大于左，不论男女皆然也。惟男两尺恒虚，女两尺恒实，差不同耳，此说亦未必也。

《素问·腹中论》帝曰：何以知[①]怀子之且生也？岐伯曰：身有病而无邪脉也。张景岳注曰：身有病，谓经断恶阻之类也。身病者脉亦当病，或断续不调，或弦涩细数，是皆邪脉，则真病也。若六脉和滑，而身有不安者，其为胎气无疑矣。

《平人气象论》曰：妇人手少阴动甚者，妊子也。王太仆注云：手少阴，谓掌后陷者中，当小指动而应手者也。滑氏《钞[②]》云：动甚，谓脉来过于滑动也全元起作足少阴，王宇泰[③]《准绳》从之。

张景岳曰：凡妇人怀孕者，其血留气聚，胞宫内实，故脉必滑数倍常，此当然也。然有中年受胎，及血气羸弱之妇，则脉见细小不数[④]者亦有之，但于微弱之中，亦必有隐隐滑动之象，此正阴搏阳别

① 知：原无，据《素问·腹中论》补。
② 钞：原作“抄”，为滑伯仁《读素问钞》。
③ 宇泰：王肯堂，字宇泰，原作“于泰”，误。
④ 不数：原文作“不足数”，据《景岳全书·卷三十八》改。

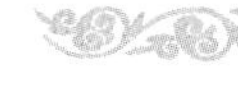

之谓《阴阳别论[1]》。是即妊娠之脉，有可辨也。又胎孕之脉数，劳损之脉亦数，大有相似。然损脉之数，多兼弦涩，胎孕之数[2]，必兼和滑。此当于几微中，辨其邪气、胃气之异，而再审以证，自有显然可见者。

又曰：《启蒙》云：欲产之妇脉离经，离经之脉认分明。其来小大不调匀，或如雀啄屋漏应。腰疼腹痛眼生花，产在须臾却非病。

何梦瑶曰：《脉经》云：尺脉按之不绝，妊娠也。羸弱之妇，不必脉皆滑实，但按尺中应指源源不绝便是。滑伯仁谓：三部浮沉正等，无他病而不月为胎妊。亦是意。其脉离经经，常也，与常日脉异者是。一说离经，谓歇至及大小不匀，如雀啄者是，而腹痛引腰背，谓欲生也腹不痛，痛不引腰背，俱未产，当静待之。

董西园曰：凡素有积气、瘕气之体，每于怀娠之后，多见腹痛，其脉皆数急，则瘕积与胎胚，分别甚难，宜考其素来情状，然后酌治，庶不致误。更有虚损阴虚之候，脉亦动、数、滑、疾，经闭不行，状类怀娠。凡此之候，与妊娠几微之别耳。但妊娠之脉，滑数中自有和气可观。虚损之数急，非空小而急，或细劲而弦[3]，皆属无神之诊，柔和气象，断不可见。若积聚夹实之候，脉多沉著，其起居饮食，自与劳损、妊娠之爱憎动静不同，其形色精神，亦迥然各别。独是虚损之体，复有怀妊者，诚几微之别，不可不留心讨论者也。

按： 离经之脉，《脉诀》云：欲产之妇脉离经，沉细而滑也，同名。临产之脉，岂尽沉细而滑乎？刘元宾、李晞范、张世贤辈，皆引《难经》一呼三至、一吸三至，验之率如其言矣。陈自明《妇人良方》亦引《难经》。戴同父[4]以离其寻常之脉，昨[5]小今大、昨浮今沉之

① 论：原作“谓”，误。
② 大有相似。然损脉之数，多兼弦涩，胎孕之数：原脱，据《景岳全书·卷三十八》补。
③ 弦：原作“急”，据《医级·女科卷之六》改。
④ 父：原作“甫”，误。
⑤ 昨：原作“作”，误。

类，为离经之脉，而排刘、李二氏之说，却非也。戴又云：诊其尺脉，转急如切绳转珠者，即产。是或然。今试妊妇届生产之期，破浆之时，大抵脉一息七八至，既欲分娩[①]之际，脉反徐迟，验数十人皆然。薛立斋云：欲产之时，觉腹内转动，即当正身仰卧，待儿转身向下时作痛，试捏产母手中指中节，或本节跳动，方与临盆即产矣。正可以实据也。

小　儿

刘方明曰：《保生论》，小[②]儿三岁已后，或五百七十六日外，皆可诊两手脉，一指定三关《幼幼新书》。张路玉曰：三关谓寸、关、尺三部。

王宇泰曰：候儿脉，当以大[③]指衮转寻三部，以关为准；七八岁移指少许；九岁次第依三关部位寻取，十一、十二岁亦同，十四、十五岁依大方脉部位诊视。《幼科准绳》

按：程若水云：初生芽儿，一块血也，无形证也，无脉。《医彀》今试小儿生下，周身无脉动，及乳湩一进而脉才现，至其现则可诊候，亦何必三岁也。

张介宾曰：凡小儿形体既具，经脉已全，所以初脱胞胎，便有脉息可辨。故《通评虚实论》曰：乳子病热，脉悬小者，手足温则生，寒则死。乳子病风热，喘鸣肩息者，脉实大也，缓则生，急则死。此轩岐之诊小儿，未尝不重在脉，亦未尝不兼证为言也。故凡诊小儿，既其言语不通，尤当以脉为主，而参以形、色、声音，则万无一失矣。然小儿之脉，非比大人之多端，但察其强、弱、缓、急四者[④]之

① 娩：原作“晚”，误。
② 小：原作“生”，据铅印本改。
③ 大：《证治准绳·幼科·集之一》作“一”。
④ 四者：原作“可以”，据《景岳全书·卷四十》改。

脉，是即小儿之肯綮。盖强、弱可以见虚实，缓、急可以见邪正，四者既明，则无论诸证，但随其病，以合其脉，而参此四者之因，则左右逢源，所遇皆道矣。再加以声、色之辨，更自的确无疑。又何遁情之有？此最活最妙之心法也。若单以一脉，凿言一病，则一病亦能兼诸脉，其中真假疑似，未免胶柱，实有难于确据者矣。

曾世荣曰：宣和御医戴克臣云：五岁儿，脉常一息六至，作八至者，非也。始因镂版之际，误去六字上一点一画，下与八字相类，至此讹传。默菴张氏《脉诀》亦云：小儿常脉一息，只多大人二至为平，即六至也。《活幼口议》

按：《脉经》《脉诀》诸本并作八至，不可断为镂版之讹，然以六至为平者似是。后世幼科书，率以六至为中和之脉，五至、四至为迟，七至、八至为数。盖宗曾氏之说耳。

陈飞霞曰：小儿三五岁，可以诊视，第手腕短促，三部莫分，惟以一指候之，诚非易易。《内经》诊视小儿，以大、小、缓、急四脉为准，予不避僭越，体其意，竟易为浮、沉、迟、数，而以有力、无力定其虚实，似比大、小、缓、急，更为明悉，后贤其体认之。《幼幼集成》

怪　脉

弹石

王叔和曰：弹石者，辟辟急也。张世[①]贤曰：辟辟，逼迫貌。

黎民寿曰：弹石之状，坚而促，来迟去速，指下寻之，至搏而绝，喻如指弹石，此真肾脉也。

---

① 世：原作“氏”，误，据铅印本改。

解锁

王叔和曰：解锁者，动数而随散乱，无复次绪也。

黎民寿曰：或聚或散，如绳索之解，而无收约。

雀啄

王叔和曰：雀啄者，脉来甚数而疾，绝止复顿来。又曰：长病七日死。

黎民寿曰：若雀啄食之状，盖来三者，而去一也。脾元[①]谷气，已绝于内。肠胃虚乏无禀赋，而不能散于诸经，则诸经之气，随而亡竭矣。

屋漏

王叔和曰：屋漏者，其来既绝，而时时复起，而不相连属也。又曰：长病十日死。

吴仲广[②]曰：屋漏者，主胃[③]经既绝，谷气空虚，其脉来指下按之极慢，二息之间，或来一至，若屋漏之水，滴于地上，而四畔溅起之貌也《诊脉须知》。按：雀啄、屋漏原出《十五难》。

虾游

王叔和曰：虾游者，苒苒而起，寻复退没，不知所在，久乃复起，起轻迟，而没去速者是也。

吴仲广曰：其来指下，若虾游于水面，泛泛不动，瞥然惊霎《察病指南》《决脉精要》：霎，作“插”而去，将手欲趁，杳然不见，须臾于指下又来，良久准前复去。又如虾蟆入水之形，瞥然而上，倏然而去。此是神魂已去，行尸之候，立死也。

---

① 元：疑误，当作“无”。

② 广：原作“景”，误。吴洪，字仲广，宋代人，撰有《脉赋解义》。

③ 胃：原作“谓”，误，据铅印本改。

鱼翔叔和《脉赋》作鱼跃

王叔和曰：鱼翔者，似鱼不行，而但掉尾动头，身摇而久住者，是也。

黎民寿曰：其脉浮于肤上，不进不退，指下寻之，其首定而未缓摇，时起时下，有类乎鱼之游于水。此阴极而亡阳，则不可期以日矣，故夜半占日中死，日中占夜半死也。

釜沸

王叔和曰：三部脉，如釜中汤沸，朝得暮死，夜半得日中死，日中得夜半死。

黎民寿曰：釜沸之状，如汤涌沸，指下寻之中央起，四畔倾流，有进有退，脉无息数。夫阴在内，阳为之守也。阳数极而亡阴，则气无所守，故奔腾而沸涌。气亡则形亡，此所以为必死也。

上七死脉，原于《察病指南》略举数说。黎氏《精要》更增偃刀、转豆、麻促三[①]脉，为十怪脉。吴氏《脉语》采《素问·大奇论》浮合、火薪、散叶、省客、交漆、横格、弦缕、委土[②]、悬雍、如丸、如舂[③]、如喘、霹雳，及《难经》关格、覆溢，而揭二十四首。张氏《诊宗三昧》亦博稽经文，以详论之。余谓决死生，王氏《诊百病死生诀》及扁鹊《诊诸反逆死脉要诀》等篇，已审且悉矣。大抵医家能诊得恒脉，则诸怪异脉，皆可不须辨而知也，故兹不遂一汇次云。

王中阳曰：虾游、雀啄，代止之脉，故名死脉。须知痰气关格者，时复有之，若非谙练扬历，未免依经断病，而贻笑大方也。盖病

---

① 三：原作“二”，据上下文改。
② 土：原作“止”，据《脉学精华》改。
③ 舂：原作“春”，据《脉学精华》改。

势消烁殆尽者，其气不能相续，而如虾游水动、屋漏点滴，而无常至者，死也。其或痰凝气滞，关格不通，则其脉固有不动者。有三两路乱动，时有时无者；或尺寸一有一无者，有关脉绝骨不见者；或时动而大小不常者；有平居之人，忽然而然者；有素禀痰病，而不时而然者；有僵仆暴中而然者。皆非死脉也，学者当细心参探。《泰定养生主论》

薛立斋曰：尝治雀啄、屋漏之类，若因药饵克伐所致，急用参、芪、归、术、姜、附之剂，多有复生者，不可遂弃而不治也。

陈远公曰：死亡之脉，全在看脉之有神、无神。有神者，有胃气也；无神者，无胃气也。故有胃气，虽现死脉而可生；无胃气，即现生脉而必死，又在临症而消息之也。又曰：死亡之脉，现之于骤者易救，以脏腑初绝，尚有[①]根可接也。倘时日久，虽有人参，又何以生之于无何有之乡哉？有无可如何者矣。

① 有：原作“可”，据铅印本改。

附

引用书简称全称对照

《古今医统》：明·徐春甫《古今医统大全》

《素问》《素》：《黄帝内经·素问》

《全生指迷方》：宋代王贶

《枢要》：元·滑寿《诊家枢要》

《千金翼》：唐·孙思邈《千金翼方》

《经》：《黄帝内经》

《三因方》：宋·陈言《三因极一病证方论》

《理玄秘要》：南宋·刘开《脉诀理玄秘要》

《巢源》：隋·巢元方《诸病源候论》

《难》：《黄帝八十一难经》

《伤寒》：东汉·张仲景《伤寒论》

《甲乙经》：唐·孙思邈《针灸甲乙经》

《己任编》：清·高鼓峰《医宗己任编》

《金匮》：东汉·张仲景《金匮要略》

《精要》：南宋·黎民寿《决脉精要》

《伤寒蕴要》：元·吴绶《伤寒蕴要全书》

《千金方》：唐·孙思邈《千金要方》

《难经注》：唐·杨玄操《黄帝八十一难经注》

《濒湖》：明·李时珍《濒湖脉学》

《正义》：唐·张守节《史记正义》

《灵枢》：《黄帝内经·灵枢》

《准绳》：明·王肯堂《证治准绳》

《妇人良方》：宋·陈自明《妇人大全良方》